DEUXIÈME NOTICE

SUR LES

BAINS

ET LES

DOUCHES DE VAPEURS.

DEUXIÈME NOTICE

SUR LES

BAINS

ET LES

DOUCHES DE VAPEURS,

ÉTABLIS A PERPIGNAN,

PAR

Maurice Carcassonne,

DOCTEUR EN MÉDECINE, MEMBRE CORRESPONDANT DE LA SOCIÉTÉ
ACADÉMIQUE DE MÉDECINE DE MARSEILLE, DE LA SOCIÉTÉ
CHIRURGICALE D'ÉMULATION, etc., etc.

*Ut enim datur aliarum partium in cutem
actio, ita cutis pariter actio in alias
partes existit.*

Lorry, de morbis cutaneis.

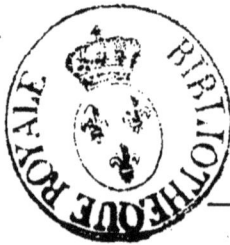

A Perpignan,

CHEZ J. ALZINE, IMPRIMEUR DU ROI.

1830.

INTRODUCTION.

La première notice que j'ai publiée sur les bains de vapeurs, contient la théorie établie par les médecins qui se sont occupés d'une manière spéciale de cette branche importante de la thérapeutique. Cette théorie repose sur un grand nombre d'observations recueillies avec soin par des observateurs dont la bonne foi est garantie par leur mérite. Elle établit que ces bains sont d'une application plus générale qu'on se l'était d'abord imaginé; que dans beaucoup de cas ils doivent être considérés comme un auxiliaire puissant dans le traitement des maladies ; que dans quelques circonstances, enfin, ils constituent le seul moyen de guérison. Aujourd'hui que j'ai eu l'occasion d'étudier cette méthode thérapeutique ; que j'ai acquis par trois années d'expérience des notions plus précises sur son application dans les diverses maladies , je publie une seconde notice destinée à faire connaître le résultat de mes travaux. Peut-être que les observations qu'elle contient ne seront pas sans intérêt pour la science, soit qu'elles corroborent les faits déjà connus sur des cas analogues, soit qu'elles présentent de nouveaux cas d'application. J'ai recueilli ces observations avec tout le soin et toute l'exactitude que la science réclame ; et, pour me dépouiller de toute prévention, j'ai noté jour par jour, dans le registre qui est ouvert à l'établissement, les divers phénomènes que j'ai observés pendant l'administration des bains. Parmi les malades qui en ont fait usage, quelques-uns ont obtenu des guérisons inespérées; d'autres ont trouvé un terme à des souffrances contre lesquelles ils avaient inutilement employé plusieurs ressources thérapeutiques; d'autres ont été seulement soulagés ; enfin, il a été des cas où les bains de vapeurs ont été employés sans succès quoiqu'ils parussent bien indiqués. Ce que je puis avancer, sans crainte d'être démenti, c'est que les bains de vapeurs n'ont jamais produit des effets nuisibles. Sur plus de deux cent quarante malades qui en ont fait usage, trois seulement ont eu une syncope passagère pendant l'usage du bain : deux d'entr'eux parce qu'ils étaient à jeun à une heure très-avancée de la journée;

le troisième pour avoir voulu prolonger la durée du bain fort au delà du tems prescrit. Je signale ces circonstances parce qu'il n'est pas de moyen thérapeutique contre lequel on ait été plus prévenu. On s'imagine, quand on n'a pas fait usage des bains de vapeurs, qu'ils sont très-difficiles à supporter à cause de l'intensité de la chaleur; que quand ont est placé dans la baignoire on a de la peine à respirer; tandis que toutes les personnes qui en ont fait usage ont été étonnées de la facilité avec laquelle on respire quelle que soit d'ailleurs l'espèce de vapeur qu'on mette en usage, même le gaz acide sulfureux; elles se sont également convaincues qu'on peut régler la température de la vapeur avec la même facilité que celle d'un bain liquide. Mais le tems a déjà fait justice de ces préventions, qui, avec les appareils dont nous nous servons aujourd'hui, ne sauraient avoir aucune espèce de fondement.

La plupart des personnes atteintes de maladies chroniques, graves ou invétérées contre lesquelles nous employons chaque jour les bains de vapeurs avec avantage, se sont présentées à mon établissement pour faire

A 4

usage de ces bains. Au lieu de les continuer
pendant quelque tems, elles en ont abandonné
l'usage après en avoir pris cinq ou six, et quelquefois moins, parce qu'elles ne se sentaient pas
guéries; comme si ces sortes de maladies étaient
susceptibles d'une guérison spontanée. Ainsi
elles ont attribué à l'inéfficacité des bains ce
qui n'était que le résultat de leur impatience
et de leur indocilité , causes fréquentes de
la longue durée des maladies chroniques et
de leur terminaison fâcheuse. Bien souvent
les premiers effets des remèdes produisent
une exaspération momentanée des symptômes
à laquelle succède bientôt un calme pro-
noncé , et plus tard la guérison entière de la
maladie. Les bains sulfureux sont dans ce
cas : les premiers déterminent une vive irritation à la peau qui est remplacée dans les
bains suivans par un calme tellement pro-
noncé , que le malade demande avec instance
de les rapprocher et d'en prolonger la durée.

Si la méthode fumigatoire n'a été généralement adoptée en France que long-tems après
que Lallouette , docteur régent de la faculté
de médecine de Paris , en eut fait connaître
les précieux avantages , nous le devons à

l'imperfection des machines dont on fesait usage, plutôt qu'à la méthode elle-même ; car dès que les appareils de M. le docteur Rapou, qui sont construits avec une rare perfection, ont été connus, cette méthode a triomphé de tous les obstacles qui s'opposaient à ses progrès, et a pris rang parmi les ressources thérapeutiques dont l'expérience a le mieux constaté l'efficacité. Aujourd'hui tous les hôpitaux et presque toutes les villes de France possèdent des établissemens fumigatoires pour l'administration des bains et des douches de vapeurs. Les observations relatives aux guérisons qu'on y obtient sont tellement nombreuses qu'à elles seules elles fournissent matière à un journal de médecine publié par M. Rapou, sous le titre d'annales de la méthode fumigatoire.

Je divise cette notice en deux parties : la première est destinée à l'exposition des faits que j'ai recueillis dans mon établissement ; la deuxième contient les considérations générales que ces mêmes faits m'ont suggéré.

PREMIÈRE PARTIE.

OBSERVATIONS

RECUEILLIES DANS MON ÉTABLISSEMENT.

*In utraque scientia (medicina et philosophia),
observatio ratiocinationem præcedere debet ; sic
ad veritatem perducimur.*
MERTENS.

PREMIÈRE OBSERVATION.

Rhumatisme général.

Adolescence. Accès de fièvre-tierce qui se continuent pendant long-tems malgré l'emploi du quinquina. Un an après, retour des accès avec le type quarte ; douleurs rhumatismales, gastro-hépatite. Régime adoucissant, irritans cutanés ; plus tard quinquina en apozèmes. Disparition de la fièvre, accroissement des douleurs ; rhumatisme général ; impossibilité de mouvoir les membres. 15 bains de vapeur de succin et de camphre ; guérison.

Gabriel Doré, cultivateur, d'Espira-de-l'Agly, département des Pyrénées-Orientales, âgé de 21 ans, doué d'un tempérament bilieux et d'une faible constitution.

Jusqu'à l'âge de 18 ans, Doré avait joui d'une santé parfaite; à cet âge il fut atteint d'une fièvre intermittente-tierce qui débuta au printems et se prolongea jusqu'à la fin de l'automne. Cette fièvre reparut au mois de Mai suivant, avec le type quarte; elle était accompagnée des symptômes d'une gastro-hépatite chronique et de douleurs vagues dans les membres. On mit en usage le régime adoucissant, les irritans cutanés et plus tard le quinquina en apozèmes. Ce dernier remède fixa la fièvre, mais il aggrava la gastro-hépatite, et les douleurs devinrent générales. Après l'emploi infructueux de plusieurs moyens empiriques, le malade eut recours aux bains de vapeurs: il fut admis à l'établissement le 14 Novembre 1827, un an et demi après l'invasion de sa maladie.

Gabriel Doré était alors dans l'état suivant : douleurs générales plus fortes dans les membres et sur le trajet des muscles qu'ailleurs ; nécessité de garder la position horizontale ; impossibilité de se servir de ses membres, même pour prendre ses alimens ; douleur légère à l'hypocondre droit s'étendant jusqu'à l'épigastre, augmentant par la pression ; soif, diarrhée. Le malade ne peut goûter un sommeil prolongé parce que le moindre mouvement qu'il fait dans son lit réveille ses douleurs ; le pouls est concentré et fréquent, la peau sèche, la transpiration nulle ; amaigrissement, faiblesse très-grande.

Le 15 Novembre, fumigation aromatique sèche par encaissement jusqu'au cou, élevée successivement à 33 degrés, thermomètre de (*Réaumur*). Le malade la supporte avec peine ; elle lui occasionne du malaise et on est obligé de la suspendre au bout de 25 minutes. On le transporte aussitôt dans un lit chaud et on lui donne un verre d'infusion de sureau : légère transpiration ; sommeil de quatre heures : crême de ris au bouillon , tisane d'orge édulcorée avec le sirop de gomme.

Le 16, le malade est moins incommodé par le bain qu'on peut prolonger pendant trois quarts d'heure ; du reste, même conduite que la veille : la transpiration est plus marquée, elle se continue pendant six heures ; le malade passe une bonne nuit.

Le 17, le malade se soutient avec plus de facilité dans le bain, qui est continué pendant une heure et dont la température est portée à 40 degrés, *(Réaumur)*. Il s'établit pendant sa durée une transpiration abondante qui se continue plus long-tems que la veille; soif : mêmes prescriptions.

Le 18, le mouvement des membres est plus facile, et le malade prend de lui-même un potage : répétition du bain.

Ce même traitement est continué de la même manière jusqu'au 29 Novembre. A cette époque le malade a pris quinze bains ; après le sixième, il a déjà pu faire quelques pas dans sa chambre, aidé d'une béquille à main ; et dès le douzième il a été complètement guéri de ses douleurs rhumatismales et de sa gastro-hépatite. Depuis sa guérison il s'est écoulé deux hivers sans qu'il y ait eu le moindre retour des douleurs : il jouit d'une bonne santé.

2.ᵉ OBSERVATION.

Tumeur blanche de l'articulation de la cuisse par cause rhumatismale.

19 ans.; accès de fièvre-tierce qui disparaissent par l'emploi du quinquina. Retour des accès accompagnés de douleurs rhumatismales. Formation d'une tumeur blanche à l'articulation coxo-fémorale. Emploi de plusieurs moyens, entr'autres du moxa : insuccès. Guérison par les bains et douches de vapeurs.

Gasc, de Baho, village près de Perpignan, âgé de 19 ans, doué d'un tempérament bilieux et d'une bonne constitution.

La santé du jeune Gasc ne s'était jamais démentie, lorsqu'au commencement de mai 1827, il éprouva des accès de fièvre-tierce qui cédèrent à l'emploi des apozèmes de quinquina. Ces accès reparurent le 16 Juin suivant et se compliquèrent de douleurs vagues dans les membres, plus prononcées aux articulations que partout ailleurs. On opposa à ces douleurs la saignée, les sangsues et plusieurs autres moyens anti-phlogistiques qui en diminuèrent l'intensité, mais qui n'eurent aucune influence sur les accès de fièvre, contre lesquels il fallut avoir recours au sulfate de quinine qui les dissipa en peu de tems. Le malade se voyant débarrassé de la fièvre, quoiqu'un peu souffrant de ses douleurs, crut pouvoir se livrer à ses occupations habituelles. Peu de tems après, ses douleurs devinrent plus intenses, et se firent sentir sur presque toutes les parties du corps à la fois. Plusieurs articulations, surtout celles des genoux et de la hanche, étaient dans un état de gonflement remarquable. Bientôt il fut impossible au malade de faire le moindre mouvement. Les boissons tempérantes, l'emploi de la poudre de Dower à la dose de dix grains par jour, et l'application de serviettes chaudes sur les parties les plus souffrantes, parvinrent dans l'espace de vingt jours à peu près, à dissiper l'engorgement de toutes les articulations malades excepté de celui de la hanche droite, qui paraissait au contraire avoir augmenté. Pour en arrêter les progrès, on eut recours successivement aux sangsues, aux vésicatoires et au moxa. Ce dernier moyen ne fut mis en usage que lorsqu'on s'aperçut qu'il y avait luxation spontanée du fémur. La maladie de Gasc continuant à faire des progrès, son père vint me demander, le 2 septembre suivant, si les bains de vapeurs pourraient guérir son fils, ou du moins le soulager d'un rhumatisme fixé à la hanche. Sur ma réponse affirmative, le jeune Gasc fut transporté le lendemain à mon établissement.

A mon premier examen, je vis qu'au lieu d'une

simple douleur rhumatismale, il s'agissait d'une tumeur blanche de l'articulation iléo-fémorale, avec luxation consécutive, fièvre lente, diarrhée, maigreur extrême, allongement et commencement d'atrophie du membre malade. Désespérant de pouvoir être utile au malade puisqu'on avait déjà employé les moyens les plus énergiques, je priai son père de le ramener avec lui. Il me dit alors qu'il savait que son fils était dans un état désespéré ; mais que voyant dans mes bains une dernière ressource, il ne voulait pas avoir à se reprocher de l'avoir négligée. Sur ses instances je prescrivis le traitement suivant :

Le 3 septembre, diète, crême de ris au bouillon, décoction blanche pour boisson.

Le 4 au matin, sommeil de deux heures, trois selles liquides dans la nuit, douleurs vives dans l'articulation malade, soif, pouls fréquent et concentré, sécheresse à la peau. Le soir un bain de vapeur humide aromatique à 32 degrès, (*Réaumur*), de vingt minutes de durée; le malade supporte ce bain sans autre fatigue que celle qui résulte de sa position assise sur une chaise sans dossier. A l'issue du bain on le place dans un lit chaud parfumé avec le succin et on lui donne une tasse de bouillon. Il s'établit une légère moiteur qui se continue pendant deux heures; même prescription que la veille.

Le 5, le malade a dormi trois heures; il a souffert le reste de la nuit; il a poussé deux selles liquides. Répétition du même bain qu'on a prolongé pendant quarante minutes. La transpiration est plus marquée que la veille; le bain a été donné à deux heures de l'après-midi et le malade a conservé une légère moiteur jusqu'à neuf heures du soir.

Le 6, la nuit a été plus calme; les douleurs ont diminué; le malade a dormi cinq heures; il a poussé trois selles liquides. Bain comme la veille prolongé pendant 45 minutes, même résultat, mêmes prescriptions.

Le 7, le malade a passé toute la nuit sans souffrir quoiqu'il n'ait dormi que deux heures; il a poussé deux selles liquides. Le matin la peau est sèche, le pouls fréquent, l'engorgement de la hanche moins douloureux. Répétition du bain, sueur très-prononcée.

Le 8, le malade a dormi six heures, il a été en moiteur toute la nuit, il a un peu de fièvre; les douleurs de la hanche se sont renouvelées dans la matinée contre toute attente; le malade croit devoir les attribuer à un effort qu'il a fait en sortant du lit. Mêmes prescriptions.

Le 9, la diarrhée n'existe plus, le malade a poussé dans le commencement de la matinée une

B

selle bien liée, les douleurs de la hanche persistent. Douze sangsues sur cette région.

Le 10, la nuit a été calme; le malade a été soulagé par la saignée locale qui lui a été pratiquée la veille. Administration d'un bain de vapeur sèche de succin et de camphre à une température de 36 degrés, (*Réaumur*), de 45 minutes de durée; sueur très-prononcée qui se prolonge pendant trois heures.

Le 11, le malade a été en moiteur toute la nuit; il n'a aucunement souffert. Répétition du bain sec, même résultat que la veille; l'engorgement de la hanche a sensiblement diminué. Eau sucrée pour boisson, potages au bouillon.

Les 12, 13 et 14, l'état d'amélioration continue; mêmes prescriptions.

Le 15, le malade a un peu souffert de la hanche avant de prendre le bain; après celui-ci on lui a donné une douche de vapeur aromatique sur le siège du mal.

Le 16, la transpiration est parfaitement établie; elle commence dans le bain et se prolonge toute la nuit; même dans la journée la peau est toujours humide. Les douleurs ont complètement cessé. Continuation du bain et de la douche.

Le 17, le malade demande des alimens solides; il se plaint de ce qu'on ne l'a pas laissé assez de tems dans le bain quoiqu'il y ait demeuré trois quarts d'heure; nous lui fesons observer que prenant la douche et le bain, celui-ci ne doit pas être prolongé aussi long-tems qu'à l'ordinaire.

Le 18 le malade a dormi toute la nuit; il n'a plus de fièvre, l'engorgement de la hanche a considérablement diminué. Même traitement.

Le 24, il essaye de faire quelques pas soutenu avec des béquilles; il se promène de la sorte pendant un quart d'heure.

Le 25, il ne se sent point fatigué de l'exercice de la veille qui ne lui a occasionné aucune douleur; il s'y livre de nouveau avant de prendre le bain. Continuation du bain et de la douche.

Du 26 septembre au 2 octobre, le malade continue de marcher chaque jour avec les béquilles et prolonge tous les jours la durée de sa promenade. Même traitement.

Le 6 octobre le malade échange une béquille à bras pour une béquille à main.

Le 12 il se soutient avec deux béquilles à main; il fait ainsi une heure de promenade le matin et autant le soir.

Le 20, il abandonne ses béquilles; l'engorgement de la hanche a presque complètement disparu; il y a un peu de claudication parce que le membre malade a conservé trois lignes de plus de longueur que celui du côté opposé.

B 2

Le même traitement par les bains de vapeurs sèches et par les douches aromatiques est continué jusqu'au 30 octobre. A cette époque le malade peut faire de longues promenades sans le secours des béquilles. Le 2 novembre il prend congé de nous et retourne à son village: depuis lors sa santé ne laisse rien à désirer. Cette guérison date actuellement de plus de deux ans.

3.ᵉ OBSERVATION.

Tumeur blanche de l'articulation du genou.

Enfance. Chute sur le genou ; engorgement inflammatoire ; emploi des tôpiques emolliens. Formation d'une tumeur blanche. Application de sangsues, douches de vapeur émollientes ; ensuite douches de vapeur aromatique long-tems continuées ; guérison.

Mademoiselle Hénault de la métairie de l'Eule, âgée de dix ans, douée d'un tempérament lymphatico-sanguin et d'une bonne constitution.

Une chute sur le genou gauche donna lieu à un engorgement inflammatoire de cette articulation auquel on n'opposa que les topiques émolliens. Soit que ces moyens ayent été insuffisans, soit que la jeune malade n'ait pas gardé le repos nécessaire pour la guérison complète, l'inflammation se continua sous une marche chronique. L'engorgement devint plus marqué, et il se forma une tumeur blanche. Huit mois après son accident, on nous présenta pour la première fois la malade. Elle était alors dans l'état suivant :

Engorgement indolent du genou gauche , insensible à une pression modérée ; fluctuation manifeste ; demi flexion de la jambe sur la cuisse ; impossibilité d'allonger le membre ; élancemens dans le centre de l'articulation ; engorgement œdémateux de la jambe et du pied ; accélération du pouls ; coloration des pommettes.

Le jour de son entrée à l'établissement , 3 Septembre 1827, je prescrivis une diète légère, le repos, l'application de dix sangsues autour de l'articulation malade , et des douches de vapeur émollientes sur la même partie. Le quatrième jour de ce traitement les élancemens avaient complètement cessé. Je remplaçai alors les douches émollientes par des douches aromatiques. La jeune malade en prit deux par jour , pendant quarante-huit jours. Au bout de ce tems l'engorgement du genou était presque entièrement dissipé ; les mouvemens de la jambe étaient devenus libres. La durée de chaque douche était de vingt à vingt-cinq minutes ; et leur température assez élevée pour déterminer une légère rubéfaction de la peau. Mademoiselle Hénault, jouit depuis lors d'une santé parfaite.

4.e OBSERVATION.

Rhumatisme.

Adolescence : douleurs rhumatismales fixées sur les membres inférieurs et sur le membre supérieur droit. Impossibilité de mouvoir ces membres. Neuf bains de vapeur sèche de succin et de camphre ; guérison.

Mademoiselle Méric de Perpignan, âgée de 14 ans, douée d'un tempérament lymphatique et d'une assez bonne constitution.

Au mois de Janvier 1829, elle ressentit les premières atteintes de sa maladie. Elle éprouva des douleurs dans les jambes et dans les cuisses qui l'obligèrent à garder le repos ; plus tard le bras gauche fut également affecté. L'engorgement des parties qui étaient le siège de ces douleurs était manifeste surtout au pourtour des articulations. Le bras droit était seul resté libre, les trois autres membres étaient entièrement privés de mouvement ; ils conservaient néanmoins leur sensibilité. Lorsqu'on les pinçait ou qu'on les piquait avec des épingles, soit à l'inçu de la malade, soit après l'avoir prévenue, elle ressentait aussitôt une vive douleur ; mais la partie irritée ne fesait aucun mouvement. Le pouls était souvent fébrile ; les douleurs étaient moindres pendant la nuit ; elles etaient quelquefois réveillées par les mouvemens involontaires de la malade pendant le sommeil. Du reste, toutes les autres fonctions principales s'exécutaient avec régularité. Après être restée quatre mois dans cet état de souffrances, et après avoir fait usage de plusieurs moyens qui ne lui avaient procuré aucun soulagement, Mademoiselle Méric fut transportée à mon établissement de bains pour y recevoir les secours de la méthode fumigatoire.

Dans l'espace de onze jours, je fis administrer neuf bains de vapeur sèche de succin et de camphre à une température de 35 degrés (*Réaumur*), chacun de 40 minutes de durée. Ces bains que la malade supporta sans peine, excitèrent une transpiration abondante qui se soutenait long-tems après. Au septième bain, elle commença à exécuter des mouvemens qui devinrent de plus en plus étendus; de sorte qu'elle fut en très-peu de jours complètement rétablie : elle n'a plus rien ressenti depuis.

5.e OBSERVATION.

Rhumatisme chronique.

Age viril. Depuis trois ans douleurs rhumatismales dans diverses parties du corps, plus prononcées aux lombes ; impossibilité de marcher sans le secours de deux béquilles à bras ; insuccès de plusieurs moyens et particulièrement des bains thermaux d'Arles, auquel le malade a eu recours pendant deux années de suite. Guérison par les bains et douches de vapeurs.

M. Daudiés de St.-Nazaire, village situé sur le bord d'un étang, département des Pyrénées-Orientales, cultivateur, âgé d'environ 50 ans, doué d'un tempérament bilioso-nerveux et d'une assez bonne constitution.

B 4

Depuis trois ans M. Daudiés éprouvait des douleurs dans diverses parties du corps plus prononcées aux lombes qu'ailleurs. Ces douleurs l'empêchaient de se livrer aux travaux de la campagne, surtout à ceux qui exigent que le corps soit courbé en avant. Les sangsues, le vésicatoire, les embrocations, les linimens calmans et aromatiques furent employés sans succès. Le malade se rendit deux années de suite aux bains d'Arles sans en éprouver du soulagement ; au contraire, depuis son dernier voyage sa maladie avait considérablement augmenté, de telle sorte qu'il ne pouvait plus marcher sans le secours de deux béquilles à bras. Après trois ans de souffrances, le malade se décide à faire usage des bains de vapeurs. Il fut reçu à l'établissement le 1.er Octobre 1827.

Il se plaignait alors de douleurs dans tous les membres, plus prononcées aux lombes et à l'articulation ilio-fémorale droite qu'ailleurs ; il lui était impossible de marcher sans le secours de deux béquilles ; la peau était aride et rude au toucher, la transpiration nulle.

Le 2 Octobre, je lui fis administrer un bain par encaissement jusqu'au cou, de vapeur sèche de succin et de camphre, à la température de 35 degrés (*Réaumur*), de trois quarts d'heure de durée. Pendant le bain la transpiration s'établit. Au sortir du bain le malade fut placé dans un lit chaud d'où il fut retiré trois heures après lorsque la transpiration avait cessé.

Le 3, la nuit a été calme ; pendant toute la matinée le malade a conservé une douce moiteur. Répétition du bain qui est prolongé pendant 45 minutes et qu'on élève successivement jusqu'à 38 degrés , (*Réaumur*). La transpiration est plus prononcée que la veille ; elle se soutient dans le lit pendant deux heures , elle a été ensuite en diminuant.

Le 4, léger adoucissement dans les douleurs. Bain comme la veille : il produit les mêmes effets.

Le 5, même traitement ; la transpiration s'est établie avec beaucoup plus de facilité ; les douleurs sont moindres.

Le 6, le malade s'appuye moins sur ses béquilles quand il marche.

Le 7 et le 8 continuation du même traitement.

Le 9, le malade se rend au bain sans le secours des béquilles , appuyé seulement sur un bâton. Le bain provoque une sueur abondante qui se continue long-tems après.

Le 11 les douleurs des membres ont complètement disparu ; il ne reste que la douleur lombaire. Administration d'une douche de vapeur aromatique à 35 degrés, (*Réaumur*), élevée successivement jusqu'à 40 degrés, dirigée sur les lombes pendant trois quarts d'heure. Sous l'action de la douche, les tégumens des lombes se tuméfient et deviennent rouges. Après la douche, application de serviettes chaudes sur cette même partie. Le soir administration du bain de vapeur sèche comme à l'ordinaire.

Ce traitement par le bain et la douche a été continué jusqu'au 17 Octobre ; à cette époque la guérison était complète. L'hiver suivant M. Daudiés n'a point souffert, quoique ce fut la saison à laquelle ses douleurs se fesaient le plus ressentir(1).

6.ᵉ OBSERVATION.

Rhumatisme chronique.

Age viril ; accès de fièvre-tierce, emploi du quinquina, guérison. Un mois après, douleurs vagues dans tout le corps, d'abord légères, ensuite plus intenses. Saignées, sangsues, boissons tempérantes, opium ; amélioration. Les douleurs prennent une marche chronique ; après plusieurs mois de souffrances, emploi des bains de vapeur sèche ; guérison.

Marguerite Gourdou, de Sorède, village du département des Pyrénées-Orientales, âgée de 40 ans, douée d'un tempérament bilieux et bien constituée.

Au mois de Septembre 1827, elle éprouva plusieurs accès de fièvre-tierce dont elle fut délivrée par les apozèmes de quinquina. Au mois d'Octobre suivant, elle ressentit des douleurs

(1) Sept mois après sa guérison, à la fin de Mai 1828, M. Daudiés succomba à une entérite aiguë ; déjà entré en convalescence il commit un écart de régime qui détermina une rechute mortelle.

vagues dans tout le corps, plus prononcées dans les parties musculaires qu'ailleurs. Ces douleurs devinrent plus intenses et nécessitèrent l'emploi de la saignée, de plusieurs applications de sang-sues, du repos absolu, de la diète et des boissons tempérantes. Plus tard on eut recours à l'opium qui produisit un grand soulagement. La malade recouvra peu à peu le mouvement de ses mem-bres ; mais elle fut toujours en proie à des dou-leurs vagues qui devenaient plus sensibles lorsque l'atmosphère était humide. Après avoir employé inutilement plusieurs moyens pour combattre ces douleurs, elle eut recours à la méthode fumiga-toire.

Le 4 Août 1828, elle commença son traitement en prenant un bain de vapeur de succin et de cam-phre, à 36 degrés, (*Réaumur*), de 40 minutes de durée. Pendant le bain la transpiration s'établit. La malade fut ensuite placée dans un lit chaud où elle continua à transpirer pendant une heure et demie.

Le 5, administration du même bain : mêmes effets.

Le 6, bain de trois-quarts d'heure de durée, à une température de 40 degrés. Sueurs très-prononcées ; amélioration.

Le même traitement est continué jusqu'au quatorze du même mois : à cette époque la ma-

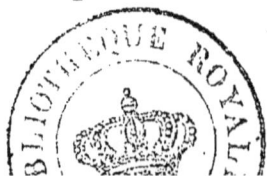

lade, se trouvant entièrement soulagée, prend congé de nous. Sa guérison s'est parfaitemeнt soutenue.

7.e OBSERVATION.

Rhumatisme.

Age adulte ; séjour prolongé dans une prairie humide , douleur à l'extrémité inférieure gauche ; sept bains de vapeur sèche de camphre et de succin ; guérison.

Sadourni Poés, âgé de 27 ans, berger, domicilié à Bages, département des Pyrénées-Orientales, doué d'une bonne constitution.

A la suite d'un séjour prolongé dans une prairie humide pour faire paître son troupeau, il ressentit une douleur à la jambe qui s'étendait jusqu'au pied. Cette douleur rendait sa démarche pénible et souffrante ; il existait un peu d'engorgement. Il continua néanmoins pendant quelques jours encore la garde de son troupeau. La douleur, accrue par ce défaut de soins, se propagea jusqu'à la hanche, et le malade fut alors obligé de garder le repos.

Après avoir employé sans succès plusieurs remèdes, il fit part de sa maladie à M. le Docteur E. Bonafos qui lui conseilla l'usage des bains de vapeurs. Peu de tems après, Sadourni se présenta à mon établissement où il fut reçu le 9 juillet 1829.

Le même jour on lui administra un bain par encaissement, jusqu'au cou, de vapeurs sèches de camphre et de succin de trois quarts d'heure de durée à une température de 36 degrés (*Réaumur*). Le malade fut ensuite placé dans un lit chaud où la transpiration excitée par le bain continua pendant deux heures ; le lendemain le malade resta une heure dans le bain dont la température fut successivement élevée jusqu'à 40 degrés. Ce bain détermina une transpiration abondante qui fut suivie d'un soulagement très-marqué. Le traitement fut ainsi continué pendant sept jours de suite ; au septième bain le malade se trouva parfaitement guéri ; il n'a plus rien ressenti depuis.

Deux mois après, Sadourni conduisit à l'établissement son jeune frère qui se plaignait d'une douleur fixée sur la région lombaire et sur la hanche gauche. Cette douleur a été combattue avec succès par sept douches de vapeur humide aromatique.

8.e OBSERVATION.

Lumbago.

Age viril ; suppression de la transpiration ; immédiatement après douleurs vives dans la région lombaire. Application de linges chauds, embrocations calmantes, sangsues, rubéfians et vésicans ; insuccès de ces moyens. Guérison par l'emploi de six douches de vapeur aromatique.

Louis Calvel, boulanger, domicilié à Perpignan, âgé de 45 ans, doué d'un tempérament bilieux et d'une bonne constitution.

Le 8 juin 1827, le malade, au sortir du pétrin,

ressent tout-à-coup un froid très-vif qui est suivi d'une douleur obtuse dans la région lombaire ; malgré l'application de linges chauds, et des embrocations calmantes, cette douleur s'accroît, devient très-intense, et s'étend jusqu'aux épaules. Les sangsues sont appliquées sur le siège du mal ; leur action est secondée par le repos de la position horizontale ; le malade éprouve une légère amélioration. La douleur affecte une marche chronique. Les rubéfians et les vésicans sont employés sans succès. Le malade ne peut plus conserver sa rectitude naturelle ; il est obligé de se tenir continuellement courbé en avant. Après deux mois de souffrances, il a recours aux douches de vapeur.

Les douches aromatiques sont employées à la température de 3o degrés, (*Réaumur*), élevée successivement jusqu'à 45 degrés ; on les dirige sur le siège du mal, on les continue chacune pendant trois quarts d'heure. Pendant leur action les tégumens de la partie malade se gonflent et se colorent fortement. A la quatrième douche le malade reprend sa rectitude naturelle ; à la sixième il est complètement guéri : il n'a plus rien ressenti depuis.

9.e OBSERVATION.

Lumbago.

Age adulte ; depuis plusieurs mois douleurs dans les lombes, courbure du tronc en avant, impossibilité de le redresser sans exciter de vives souffrances. Emploi de six bains d'étuve et de six douches de vapeur aromatique humide ; guérison.

Blanc, revendeur de peaux de mouton, domicilié à Elne, département des Pyrénées-Orientales, âgé de 45 ans, doué d'un tempérament nerveux et d'une constitution délicate.

Obligé par son commerce d'aller de village en village acheter des peaux, Blanc essuyait toutes les intempéries de l'air. Au mois de septembre 1826, étant très-fatigué, il fut obligé de traverser une rivière ; il ressentit aussitôt une douleur vive dans la région lombaire qui l'obligea à garder le repos. Quelques jours après, la douleur ayant presqu'entièrement cessé, il reprit le cours de ses affaires. Les nouvelles fatigues auxquelles il se livra, renouvelèrent ses douleurs ; malgré l'emploi de plusieurs moyens anti-phlogistiques et révulsifs, il a continué à les ressentir jusqu'au mois de janvier 1828. A cette époque il vint réclamer les secours de la méthode fumigatoire. La région des lombes était le siège de douleurs continuelles ; ces douleurs étaient ordinairement obtuses ; elles devenaient lancinantes par l'effet de la fatigue, et sous l'influence d'une atmosphère humide. Le tronc était incliné en avant ; il était

impossible de le ramener à sa rectitude naturelle.
Le pouls était un peu fréquent, les digestions
pénibles, la constipation habituelle, la perspi-
ration cutanée nulle.

Le même jour de son entrée, je lui prescrivis
un régime adoucissant, et je lui fis administrer
un bain d'étuve et une douche de vapeur aromatique sur la région lombaire, d'une heure de
durée, élevée successivement de 28 degrés jusqu'à 36 degrés, (*Réaumur*); après la douche le
malade fut mis dans un lit chaud où il transpira
abondamment pendant deux heures. Les jours
suivans on continua le même traitement; chaque
bain produisit à peu près les mêmes effets; au
quatrième il y eut déjà un soulagement très-
marqué. Après avoir pris six bains et six douches l'état du malade fut tellement amélioré,
qu'il se crut entièrement guéri. Son corps avait
repris sa rectitude naturelle, la perspira-
tion cutanée était rétablie et les douleurs étaient
presqu'entièrement dissipées. Contre mon avis il
quitta l'établissement pour reprendre le cours
de ses affaires : l'amélioration obtenue par les
bains s'est cependant accrue de jour en jour,
malgré les nouvelles fatigues auxquelles Blanc
s'est livré. Six mois après j'eus occasion de le
voir; il était complètement guéri.

10.e OBSERVATION.

Lumbago ancien.

Soixante-deux ans ; douleur catarrhale à la région lombaire et à l'épaule droite ; accroissement de cette douleur par l'emploi de quelques moyens empiriques. Saignées locales ; soulagement. La maladie se continue sous une marche chronique. Emploi des ventouses, des vésicatoires, des bains thermaux, insuccès. Guérison par les douches de vapeurs.

M.^e ***, domiciliée depuis long-tems à Perpignan, douée d'un tempérament bilieux et d'une forte constitution.

En 1822 elle éprouva une douleur catarrhale à la région lombaire. Cette douleur qu'elle négligea de soigner se propagea le long du dos jusqu'à l'épaule droite. La malade mit en usage quelques moyens empiriques qui aggravèrent son état. Plus tard, d'après le conseil d'un médecin elle appliqua deux fois des sangsues, et elle en éprouva un grand soulagement. Plusieurs autres moyens furent également employés ; entr'autres, les ventouses, les vésicatoires et les bains thermaux. La douleur ne céda pas entièrement à leur emploi ; elle prit une marche chronique. Après cinq années de souffrances, la malade eut recours à la méthode fumigatoire. Elle était alors dans l'état suivant :

Douleur obtuse à la partie latérale droite du dos et des lombes, à peine sensible à la pression ; léger engorgement ; courbure du tronc en avant

C

et à droite, impossibilité de le remuer à sa rectitude naturelle. Gêne dans les mouvemens du
bras droit. Exacerbation des souffrances pendant
les tems humides.

Le jour de son entrée, 17 Août 1828, première douche de vapeur aromatique dirigée sur
la partie malade, à la température de 32 degrés,
(*Réaumur*), et continuée pendant une heure.

Le 18, deuxième douche aromatique d'une
heure de durée, à 32 degrés, augmentée successivement jusqu'à 40 degrés. Rougeur vive, gonflement remarquable de la partie malade.

Le 19, troisième douche à 36 degrés, augmentée successivement jusques à 45 : mêmes effets
que la veille. Pendant la durée de la douche il
s'établit une transpiration générale et abondante.
Soulagement très-marqué.

Du 19 au 24, même traitement, mêmes effets.

Le 24, la peau se trouvant trop irritée par
les douches aromatiques, elles sont remplacées
par les douches émollientes et calmantes à 28
degrés. Le calme est bientôt rétabli. On continue
le traitement par ces dernières jusqu'au vingt-
huit Août ; à cette époque la douleur avait complètement cessé et la malade avait repris sa rectitude naturelle.

Au mois de Février suivant, la douleur se

fit sentir de nouveau, à un moindre degré cependant ; la malade se rendit aussitôt à l'établissement pour faire usage des douches aromatiques ; à la quatrième douche la douleur avait cessé.

11.ᵉ OBSERVATION.

Rhumatisme goutteux.

Age adulte. Rhumatisme aigu et général, suivi de rhumatisme chronique. Les douleurs générales perdent de leur intensité ; mais les articulations des pieds s'engorgent et deviennent douloureuses. Emploi des bains d'Arles sans succès. Les bains de vapeur font disparaître les douleurs générales ; l'état des pieds est aussi un peu amélioré. Retour aux eaux thermales, emploi successif des sangsues, des vésicatoires, des purgatifs drastiques ; point d'amélioration.

M. G*** de Perpignan, âgé de 28 ans, doué d'un tempérament sanguin et bien constitué.

Au mois de Mars 1827, il fut atteint d'un rhumatisme aigu et général. Quoique traité méthodiquement par les moyens connus, ce rhumatisme se prolongea deux mois. Après ce tems les douleurs générales perdirent de leur intensité et le malade commença à marcher soutenu avec deux béquilles. Il acquit par ce moyen un peu de forces ; mais les pieds s'engorgèrent bientôt, devinrent douloureux, et le malade se vit de nouveau obligé de garder le repos. Quelque tems après, il se fit transporter aux bains d'Arles où il séjourna une vingtaine de jours. Ces bains ne produisirent aucun effet avantageux.

Deux mois après son retour il éprouvait encore des douleurs générales ; toutes les articulations des pieds étaient engorgées et douloureuses. Dans cet état, il se présenta chez moi pour faire usage de la méthode fumigatoire. Je lui prescrivis un bain de vapeur sèche de succin et de camphre, à 38 degrés, (*Réaumur*). Tout le corps, excepté la tête, était plongé dans l'appareil. Le malade le supporta sans peine pendant près de trois quarts d'heure. On le mit aussitôt après dans un lit chaud où la transpiration, excitée par le bain, se prolongea pendant une heure. Le bain fut ainsi continué tous les jours, mais on en éleva la température jusqu'à 40 et 42 degrés : il produisit constamment une transpiration abondante. On dirigea en même tems sur les pieds quelques douches de vapeur aromatique humide. Après avoir pris douze bains et six douches, le malade quitta l'établissement entièrement dégagé de ses douleurs générales, mais souffrant encore de ses pieds qui étaient moins engorgés. Depuis cette époque M. G*** a de nouveau fait usage, à plusieurs reprises, des eaux thermales ; il a eu recours aux saignées locales, aux vésicatoires, et enfin aux purgatifs drastiques, sans avoir obtenu le moindre soulagement. Il est encore aujourd'hui dans le même état où il se trouvait lorsqu'il abandonna l'usage des bains de vapeurs.

Je ne parlerai point d'un autre malade, M. A***
de Perpignan, atteint depuis six mois d'un rhumatisme goutteux aux pieds, qui vint faire usage
de quatre douches de vapeurs.

Je crois que si ces malades avaient continué
le traitement fumigatoire pendant un tems proportionné à l'intensité et à l'ancienneté de la
maladie, ils auraient obtenu leur guérison ; tandis qu'ils doivent l'attendre des seuls efforts
de la nature.

12.e OBSERVATION.
Sciatique Chronique.

Soixante ans ; douleur ancienne à la hanche sur le trajet du
grand nerf sciatique; traitement par les douches et les bains
à mi-corps de vapeurs calmantes ; guérison.

Madame V... de Perpignan, âgée de 60 ans,
douée d'un tempérament nerveux et d'une constitution délicate, éprouvait depuis plus d'un an
une douleur à la hanche droite qui la gênait
beaucoup pour marcher. Cette douleur, ordinairement légère et très-supportable, devenait par
fois très-vive et s'étendait alors jusqu'au genou.
C'était principalement dans les tems humides que
ces exacerbations avaient lieu. Après avoir inutilement employé plusieurs moyens, M.e V... eut
recours à la méthode fumigatoire.

Le 12 Juillet 1827, elle commence le traitement par une douche de vapeur de mauves et

C 3

de pavots , dirigée sur la hanche , à une température de 3₂ degrés , (*Réaumur*), de trois quarts
d'heure de durée. Vers la fin de la douche, la
fesse est dans un état de gonflement remarquable et les tégumens sont très-rouges. La malade
éprouve un léger engourdissement du membre.

Le 13, la même douche est administrée à une
température de 36 degrés ; elle produit les mêmes
effets ; elle est suivie d'une sueur très-prononcée.

Le 14, bain à mi-corps de vapeur émolliente
et calmante, à 3₂ degrés , (*Réaumur*), d'une
heure de durée : il est suivi d'une sueur générale
et d'un soulagement très-marqué.

Le 15, la malade fait usage de la douche et du
bain. La transpiration s'établit facilement pendant
l'usage de l'un et de l'autre moyen ; elle se prolonge long-tems après : le même traitement est continué les jours suivans. L'amélioration augmente
chaque jour, et le 27 Juillet M.ᵉ V... est complètement guérie. La douleur n'a plus reparu depuis.

13.ᵉ OBSERVATION.

Dartre crustacée.

Age adulte. Dartre crustacée à la lèvre supérieure et aux ailes
du nez. Traitement par les bains et les douches de vapeur
hydro-sulfurée ; guérison.

Le nommé Vila , Joseph , natif d'Err , département des Pyrénées-Orientales , marchand de
bas, âgé de vingt-neuf ans, ayant toujours joui
d'une bonne santé.

A vingt-huit ans, Vila fut atteint pour la première fois d'un engorgement inflammatoire à la
lèvre supérieure et au pourtour des ailes du nez,
avec crevasses de l'épiderme; exsudation d'une
sérosité âcre; formation de croûtes épaisses, prurit
et souvent douleurs vives. Les croûtes se détachaient d'elles mêmes au bout d'un certain tems,
et ne tardaient pas à se former de nouveau; leur
chute était ordinairement suivie du retour des
douleurs et de l'inflammation; de sorte que le
malade l'évitait avec soin.

Après avoir inutilement employé la saignée
générale, les applications émollientes, les eaux
thermales sulfureuses, le malade se présenta à
mon établissement pour faire usage de la méthode
fumigatoire. Il fut admis le 20 Octobre 1827,
un an après l'invasion de sa maladie.

Les parties malades étaient à cette époque dans
un état de gonflement considérable. Je prescrivis
deux douches de vapeur émolliente par jour; à
la cinquième douche les croûtes étant tombées,
je fis appliquer douze sangsues sur le siége du
mal; je favorisai l'emploi de ces moyens par le
repos, la diète et les boissons tempérantes : les
douches émollientes furent encore continuées.
On administra ensuite chaque jour au malade
une douche et un bain de vapeur hydro-sulfu-

reuse. Dès le quatrième bain la douleur avait complètement cessé ; au douzième , la guérison était déjà très-avancée ; les croûtes n'avaient plus reparu : la partie malade conservait un peu plus de rougeur que le reste de la peau. A cette épo-que , le malade nous dit que ses affaires ne lui permettaient pas de séjourner plus long-tems à l'établissement. Je lui fis observer que pour ter-miner et consolider la guérison, il était néces-saire de continuer l'usage des mêmes bains et douches pendant quelques jours encore. Malgré nos conseils il partit , mais avec promesse de revenir si la maladie répullulait. Cinq mois après, les croûtes commencèrent à reparaître ; aussitôt il revint faire usage du même traitement, par le moyen duquel il obtint en peu de tems une gué-rison complète. Il n'a plus rien ressenti depuis.

14.ᵉ OBSERVATION.

Dartre pustuleuse.

Age adulte. Dartre pustuleuse aux mains et aux avant-bras. Emploi infructueux des bains tièdes et de plusieurs remèdes internes. Quinze bains et autant de douches de vapeur de gaz-hydrogène sulfuré ; guérison.

Jean Boyer, patissier, âgé de 27 ans , domi-cilié à Perpignan , jouissant d'un tempérament bilieux et d'une bonne constitution.

Ce malade depuis long-tems en proie à une maladie dartreuse, qui avait son siége aux mains

et aux avant-bras , se présenta chez moi au commencement du mois de Juin de l'année 1828. Il
avait déjà employé inutilement plusieurs moyens,
entr'autres , les bains tièdes , des pilules souffrées,
des tisanes de plusieurs sortes. A cette époque
la dartre s'étendait sur les doigts des mains et
sur la face antérieure des avant-bras. Elle con-
sistait en une éruption de pustules qui laissaient
exsuder une humeur âcre abondante ; il existait
un prurit continuel et souvent de la douleur.
Le malade fut soumis à l'usage des bains et des
douches de vapeur de gaz-hydrogène sulfuré. Il
prit chaque jour un bain et une douche. Les
premiers bains déterminèrent une augmentation
de prurit qui ne fut pas de longue durée, car
au quatrième il était fortement diminué ; au
dixième jour du traitement, les pustules n'étaient
presque plus apparentes et le prurit avait cessé.
Le quinzième jour, Boyer quitta l'établissement
complètement guéri ; il jouit encore aujourd'hui
de la meilleure santé.

15.ᵉ OBSERVATION.

Dartre crustacée.

Age adulte. Maladie psorique traitée sans succès par les lotions
sulfureuses, et guérie par les frictions avec la pommade de
Pyhorel. Deux ans après, apparition d'une dartre crustacée
sur diverses parties de la face, accompagnée de chaleur vive,
de prurit et, par momens, d'un sentiment d'ardeur insupportable. Emploi des antiphlogistiques et des opiacés ; soulagement. La dartre se continue sous la forme chronique ;
plusieurs moyens, tels que les sangsues, les vésicatoires,
les eaux de Molitg sont employés à plusieurs reprises sans
succès. Le malade a recours à des moyens empiriques et aggrave
son état. Il obtient sa guérison par la méthode fumigatoire.

Gachis Joseph, de Perpignan, bourrelier, âgé
de vingt-quatre ans, doué d'un tempérament
sanguin et d'une forte constitution.

A l'âge de 20 ans, il contracta une maladie
psorique qu'il traita d'abord sans succès par les
lotions sulfureuses ; il employa ensuite la pommade de Pyhorel en friction sur la paume des
mains ; il prit en même tems quelques bains
tièdes, et dans l'espace de douze jours il obtint
sa guérison. Plus tard sa santé fut encore déran-
gée par l'apparition d'un grand nombre de furon-
cles ; enfin, il se rétablit complètement. Deux ans
après, il vit paraître sur le menton et sur les
parties latérales de la face, une éruption dartreuse
caractérisée par de petites pustules qui laissaient
exsuder une humeur épaisse qui en se desséchant
formait des croûtes. Pendant l'éruption, le
malade éprouvait un sentiment d'ardeur qui ne

pouvait être calmé que par la saignée locale et les applications opiacées. Quelques jours après, lorsque les croûtes étaient formées, le mal devenait supportable et ne donnait lieu qu'à un léger prurit. La chute des croûtes avait quelquefois lieu en tout ou en partie ; alors on voyait à nu l'épiderme enflammé, et quelquefois des ulcérations dans le derme. Le moindre écart de régime suffisait pour ranimer la fluxion et produire la série de phénomènes que je viens d'exposer. Le malade d'après le conseil de son médecin suivit un régime adoucissant; il appliqua plusieurs fois des sangsues sur le pourtour de la dartre, et plaça un vésicatoire au bras. Il se rendit ensuite aux bains de Molitg, où il fit usage pendant plus de quinze jours de l'eau thermale sulfureuse en bains et en boissons. Il revint à Perpignan sans être guéri; ses souffrances continuèrent pendant tout l'hiver. Au printems de 1828, il renouvela le même traitement ; il fit, de nouveau, usage des eaux de Molitg sans que son état fut amélioré d'une manière bien sensible. Désespéré de ne pas trouver un soulagement à ses maux, il eut recours à des moyens empiriques qui aggravèrent son état. Au printems de 1829, il vint réclamer les secours de la méthode fumigatoire : à cette époque la dartre occupait le menton, la partie supérieure et gauche du cou, la région parotidienne gauche, la joue du même côté ; on voyait même quelques croûtes sur le front.

Gachis fut aussitôt soumis à l'action des vapeurs. Il prit d'abord trois bains et quatre douches de vapeur émolliente, à une température de 3o degrés, (*Réaumur*); à la quatrième douche toutes les croûtes étaient tombées ; l'épiderme était rouge et la peau présentait plusieurs ulcérations. Je lui fis alors administrer les bains et les douches de vapeur de gaz-hydrogène sulfuré: il prit dix-huit bains et quatorze douches dans l'espace de vingt-deux jours, sans en être aucunement incommodé. Au onzième jour la partie de la peau qui était le siége de la dartre était à peine plus colorée que dans l'état naturel ; au vingt-deuxième, le malade sortit de l'établissement parfaitement guéri : depuis lors il jouit d'une bonne santé.

16.e OBSERVATION.

Ephélides hépatiques.

Age adulte. Depuis quatre ans éruption de taches d'un jaune safrané sur diverses parties du corps. Blennorrhagie. Disparition de l'écoulement après un traitement convenable. Les taches sont traitées sans succès par plusieurs moyens, entr'autres par les bains thermaux d'Arles. Guérison par les bains de vapeur de gaz-hydrogène sulfuré.

T*** Jacques de Perpignan, jardinier, âgé de vingt-quatre ans, né de parens sains, doué d'un tempérament bilieux et d'une bonne constitution.

Jusqu'à vingt ans, ce malade avait joui d'une bonne santé ; à cette époque il vit apparaître sur la poitrine, les bras et le cou, une grande quantité de larges taches d'un jaune safrané, accompagnées de prurit. Ces taches ont persisté pendant quatre ans malgré l'emploi de plusieurs moyens rationnels. Pendant l'hiver elles sont moins prononcées ; aux approches de l'été, elles prennent une plus grande extension, deviennent plus colorées, se couvrent d'un enduit farineux et proéminent légèrement au dessus du niveau des tégumens. Alors le malade est agité, éprouve de l'insomnie, ses digestions se font avec peine. Le régime, les évacuations sanguines, les bains ordinaires, calment les symptômes généraux, diminuent le prurit ; mais ils n'ont aucune influence sur la couleur ni sur l'étendue des éphélides. A l'âge de 21 ans, T*** contracta une blennorrhagie siphilitique qui après vingt-neuf jours de durée disparut par l'usage du baume de Copahu. Cet accident n'eut aucune influence sur la maladie première qui suivit toujours la même marche et à laquelle le malade opposa encore sans succès plusieurs autres moyens, entr'autres, les eaux thermales d'Arles. Le 2 Juin 1827, il se présenta à mon établissement pour employer la méthode fumigatoire.

Le lendemain il fit usage d'un bain de vapeur émolliente à 33 degrés , (*Réaumur*), de trois quarts d'heure de durée. On lui administra ensuite chaque jour un bain de vapeur de gaz-hydrogène sulfuré à la même température et une douche de demi-heure. Le malade ne fut nullement incommodé par l'emploi de ces bains qui excitèrent une transpiration abondante. Au huitième bain les taches étaient moins colorées, la démangeaison avait cessé ; au douzième elle avait complètement disparu. L'année suivante, au commencement de l'été , quelques taches reparurent de nouveau ; elles étaient légères et peu étendues : elles cédèrent à l'emploi de six bains hydrosulfureux.

17.ᵉ OBSERVATION.

Dartre Squammeuse.

Age adulte. Dartres squammeuses anciennes , fixées sur les mains et les avant-bras; insuccès des eaux thermales; guérison par les bains de vapeurs.

B*** de Perpignan, fille de service, âgée d'environ quarante ans , douée d'un tempérament bilieux et d'une bonne constitution.

Depuis plusieurs années, elle était atteinte d'une éruption dartreuse qui avait son siége aux mains et aux avant-bras. Cette éruption augmentait et devenait plus vive au printems et en été ; tandis qu'en automne et en hiver elle était à peine marquée. Les parties affectées étaient ordinairement recouvertes de petites écailles qui se détachaient facilement et étaient bientôt remplacées par d'autres. Dans les périodes d'acuité, il survenait une rubéfaction à la peau qui était suivie d'une éruption de petites pustules qui laissaient échapper une humeur âcre. La malade avait mis en usage plusieurs traitemens pour combattre cette maladie, entr'autres, les eaux thermales sulfureuses en bains, en douches et en boisson. La plupart des moyens qu'elle avait employés avaient été nuisibles; les autres ne lui avaient produit qu'un soulagement momentané. Fatiguée de ses souffrances, B*** se décide à employer la méthode fumigatoire. Elle fut admise à l'établissement le 3 Septembre 1827; sa dartre était alors très-irritée.

Le même jour elle fit usage d'un bain de vapeur émolliente d'une heure de durée, à une température de 30 degrés, (*Réaumur*); le lendemain on lui administra un bain de vapeur hydro-sulfureuse à 32 degrés, (*Réaumur*), de trois quarts d'heure de durée. Les jours suivans on continua ce même bain; on donnait aussi parfois des douches de même nature. Au sixième bain le prurit avait entièrement cessé et la dartre était beaucoup moins rouge. Après avoir pris

,douze bains et six douches, la malade était complètement guérie. La transpiration cutanée qui était suspendue depuis long-tems fut entièrement rétablie par les bains de vapeurs.

Au mois d'Août 1828, B***, ressentit de nouveau les premières atteintes de la même maladie; elle vint aussitôt à l'établissement faire usage des mêmes bains, qui dans l'espace de six jours lui procurèrent une guérison assurée : elle n'a plus rien ressenti depuis.

18.ᵉ OBSERVATION.
Dartre crustacée.

Enfance. Dartres crustacées répandues sur diverses parties du corps ; prurit insupportable. Huit bains de vapeur hydro-sulfurée ; grande amélioration.

Mademoiselle C*** de Perpignan, âgée de quatre ans et bien constituée.

Au printems de l'année 1828, on vit apparaître sur tout le corps de cet enfant, excepté la face, de larges plaques rouges avec excoriation de l'épiderme et écoulement d'un pus séreux, âcre, abondant. Ce pus en se desséchant formait des croûtes épaisses. Cette éruption était accompagnée d'un prurit insupportable avec agitation continuelle, insomnie, inquiétude, et quelquefois douleurs vives. Il se forma plusieurs abcès qui laissèrent écouler un pus blanc bien élaboré. On eut recours aux bains émolliens, aux fomentations de même nature, aux topiques adoucissans, au régime lacté. Ces moyens continués pendant long-tems n'eurent aucune influence sur l'éruption qui prit une plus grande extension du côté du bassin et des cuisses. Les parens de la jeune malade, après avoir réuni en consultation le méde-cin ordinaire de la maison, M. Massot et moi, se décidèrent d'après notre avis commun, à la transporter à mon établissement de bains de va-peurs. Elle fut d'abord soumise à l'emploi des vapeurs émollientes ; dès le troisième bain la chute des croûtes eut lieu. Le quatrième bain fut administré par encaissement jusqu'au cou avec des vapeurs hydro-sulfurées, à la tempéra-ture de 28 degrés, (*Réaumur*). Cette jeune enfant supporta sans peine ce bain pendant l'espace de demi-heure. On l'enveloppa ensuite dans des lin-ges chauds ; la transpiration excitée par le bain se continua pendant une heure. Dès ce jour il y eut un calme très-marqué ; l'inquiétude et l'agi-tation furent moindres, et le prurit fut aussi diminué. Les bains hydro-sulfureux furent continués pendant neuf jours de suite, ils ame-nèrent une amélioration progressive. Au huitième bain les croûtes avaient complètement disparu, et les excoriations qu'elles recouvraient étaient

D

cicatrisées. Quelques cicatrices encore trop récentes présentaient une couleur rouge et indi-
quaient la nécessité de continuer encore le traitement ; mais la malade étant devenue indocile,
il fut décidé qu'on suspendrait l'usage des bains
de vapeurs. Trois mois après on employa les bains
sulfureux liquides pour terminer la guérison.
L'amélioration obtenue par les bains de vapeurs
s'était constamment soutenue ; leur usage n'avait
été suivi d'aucun accident.

19.ᵉ OBSERVATION.

Dartre pustuleuse à la face.

Age adulte. Blennorrhagie aiguë ; traitement par les saignées
locales et le Copahu ; guérison. Deux ans après éruption pustuleuse à la face. Emploi des anti-phlogistiques, de la liqueur
de Van-Swieten ; insuccès. Usage des eaux thermales de Molitg ;
légère amélioration de peu de durée. Traitement par les bains
et les douches de vapeurs ; guérison.

M. V*** de Nismes, commis quincaillier à Perpignan, âgé de 22 ans, doué d'un tempérament
sanguin et d'une bonne constitution.

A l'âge de vingt ans il fut atteint d'une blennorrhagie aiguë qui fut traitée avec succès par
les saignées locales et le baume de Copahu. Deux
ans après il vit apparaître pour la première fois
une éruption pustuleuse sur la partie inférieure
et droite de la face, accompagnée de prurit, de
fièvre et de céphalalgie. Les moyens anti-phlogistiques firent disparaître les symptômes con-

comitans, mais ils restèrent sans influence sur l'éruption qui prit une marche chronique. Sur le soupçon de l'existence d'un principe siphilitique, on fit subir au malade un traitement par la liqueur de Van-Swieten et les sudorifiques. La liqueur fut continuée pendant vingt-cinq jours ; après ce terme on fut obligé de la suspendre par rapport à la sensibilité trop vive de l'estomac. Ce traitement n'ayant d'ailleurs amené aucune amélioration, on y renonça entièrement. Plus tard le malade fut envoyé aux bains de Molitg pour faire usage des eaux thermales sous toutes les formes, en bains, en douches et en boisson. Après vingt jours de leur usage, il revint à Perpignan ayant éprouvé une légère amélioration qui ne fut pas de longue durée : il continua à souffrir pendant tout l'hiver.

Le 2 Février 1828, il vint me consulter ; il était alors atteint d'une dartre pustuleuse chronique qui occupait presque toute l'étendue de la face et donnait lieu à un prurit continuel très-incommode. La peau était enflammée et rouge dans toute l'étendue de l'éruption ; le pouls était plein et dur. Je prescrivis aussitôt une saignée du bras, les boissons adoucissantes, les lotions avec l'eau de mauves, une diète légère et surtout l'usage du lait. Quelques jours après

M. V*** vint me voir de nouveau pour me faire part de l'amélioration qu'il avait éprouvée. Le prurit était devenu très-supportable, la rougeur de la peau moins vive, les pustules moins prononcées. Il continua ce traitement jusqu'au commencement du mois de Mars, et il en obtint toujours le même soulagement. Cependant comme la dartre, quoique moins irritée, subsistait encore, je lui proposai les bains et les douches de vapeur hydro-sulfurée : il accepta ma proposition et vint se loger à mon établissement.

Le lendemain, 5 Mars, il commença ce traitement. Dès le sixième bain le prurit était entièrement calmé ; l'éruption était diminuée. Après avoir pris vingt-quatre bains et douze douches, M. V*** sortit de l'établissement parfaitement guéri. Quatre mois après je le vis de nouveau, il jouissait d'une bonne santé.

20.ᵉ OBSERVATION.

Dartre pustuleuse au nez.

Age adulte. Ulcérations siphilitiques sur le prépuce et le gland ; traitement mercuriel, guérison. Quatre ans après éruption d'une dartre pustuleuse à l'orifice des narines ; catarrhe chronique de la muqueuse nazale. Traitement par les anti-phlogistiques, pas les eaux thermales d'Arles ; insuccès. Guérison par les bains et les douches de vapeur hydro-sulfurée.

H***, sergent-fourrier aux canonniers sédentaires à Perpignan, âgé de 3o ans, doué d'un tempérament nerveux et d'une faible constitution.

A l'âge de 24 ans, il fut atteint d'une blennorrhagie et de plusieurs ulcérations siphilitiques
sur le prépuce et la couronne du gland. Après
avoir employé pendant deux mois le mercure en
frictions, ces symptômes disparurent sans retour.
H*** continua à jouir de sa santé accoutumée
jusqu'à l'âge de vingt-huit ans. A cette époque
il vit apparaître des pustules sur l'orifice des
narines et sur les ailes du nez, accompagnées
de prurit et par momens d'une cuisson insupportable. Toutes ces parties devinrent très-engor-
gées et la lèvre supérieure participait à cet engorgement. Après plusieurs jours de durée le
prurit se calma, et les pustules se convertirent
en croûtes épaisses. Un mois après, ces croûtes
se détachèrent et laissèrent à nu une surface
rouge qui se couvrit bientôt d'un enduit furfu-
racé; le malade était en outre presque toujours
atteint de coryza. On employa successivement
contre sa maladie les anti-phlogistiques, les
révulsifs et la liqueur de Van-Swiéten sans obtenir aucune amélioration : on ne retira non
plus aucun avantage de l'usage des eaux sulfureuses d'Arles. Après deux ans de souffrances
le malade eut recours aux bains de vapeurs : il
entra à mon établissement le 16 Juillet 1827.

Il présentait alors une dartre pustuleuse à la

lèvre supérieure et au pourtour des ailes du
nez avec des excoriations nombreuses autour de
ces ouvertures, prurit et souvent douleurs vives.
Il existait un catarrhe chronique de la muqueuse
nasale avec écoulement d'une abondante quantité
de mucus épais mêlé avec des matières puru-
lentes. Ce catarrhe était accompagné de céphalalgie et de fièvre lente ; enfin, le malade était
très-amaigri et très-faible.

J'employai d'abord deux douches par jour de
vapeur de mauves, à une température très-mo-
dérée. Dès le troisième jour toutes les croûtes
étaient tombées, et la surface de la peau malade
était à découvert. Je fis alors une application de
quinze sangsues sur le siége du mal, et je soumis
le malade à l'usage des alimens doux pris en
petite quantité. Les douches furent continuées
pendant douze jours ; à cette époque il n'existait
plus d'engorgement ; le prurit était supportable;
la peau conservait au siége de la dartre une
rougeur très-prononcée qui se cachait bientôt
sous un enduit blanchâtre qui était continuellement secrété. Je soumis alors le malade à l'emploi des bains et des douches de vapeur hydro-
sulfurée. Le matin on lui administrait la douche
pendant demi-heure, à la température de 28
degrés, (*Réaumur*) ; le soir il prenait un bain

par encaissement jusqu'au cou, de trois quarts d'heure de durée, à 30 degrés de température. Dès le troisième jour de ce traitement, le prurit avait complètement cessé; au quinzième le malade était complètement guéri. J'ai revu H*** six mois après son traitement; il jouissait d'une bonne santé.

21.ᵉ OBSERVATION.

Dartre pustuleuse.

Age adulte. Dartre pustuleuse à la partie interne des cuisses. Insuccès des bains tièdes ; guérison par les bains de vapeur hydro-sulfurée.

M. P*** de Perpignan, âgé de 36 ans , doué d'un tempérament sanguin et bien constitué.

Au mois d'Août 1827, il lui survint une petite dartre pustuleuse à la partie interne et supérieure de la cuisse droite , accompagnée de prurit et d'une rougeur très-vive. Par l'emploi des bains liquides tièdes il obtint un calme marqué, mais de courte durée , puisque huit jours après en avoir cessé l'usage , l'éruption devint plus vive et prit une plus grande extension. Il s'écoula des pustules une sérosité abondante qui irritait les parties avec lesquelles elle se trouvait en contact. Les bains d'eau tiède , les lotions émollientes , le régime adoucissant diminuèrent l'inflammation , calmèrent le prurit; mais la dartre conserva la même étendue. Le malade , peu de

D 4

tems après se présenta à mon établissement pour y faire usage des bains de vapeurs. Le même jour il commença l'usage des bains, par encaissement jusqu'au cou, de vapeur hydro-sulfurée, à 32 degrés, (*Réaumur*), de trois quarts d'heure de durée. Au huitième bain la dartre fut entièrement guérie.

22.e OBSERVATION.

Gêne considérable dans les mouvemens du bras par suite d'une fracture.

Fracture du bras ; guérison avec un léger raccourcissement du membre. Gêne considérable dans les mouvemens. Douze douches de vapeur émolliente font disparaître complètement cette gêne.

Peyre, palefrenier au dépôt royal d'étalons de Perpignan.

Dans une chute de cheval, son bras fut fracturé à la partie moyenne ; les fragmens présentaient une coupe oblique. La guérison de cette fracture eut lieu avec raccourcissement du membre et gêne considérable dans les mouvemens. Après avoir mis en usage plusieurs moyens sans aucun succès, le malade, d'après le conseil de M. Fabre, chirurgien du dépôt, se présente à mon établissement pour faire usage des douches de vapeur. Le membre malade avait alors un volume moindre que celui du côté opposé; il existait à la partie postérieure et moyenne une saillie déterminée par la difformité du cal. Le mouvement d'élévation du bras était très-gêné ; la flexion du coude était impossible. Je prescrivis l'emploi des douches émollientes sur le bras, d'une heure de durée, à une température de 28 degrés, (*Réaumur*), élevée successivement jusqu'à 36 degrés. Pendant l'action de la douche, toute l'extrémité malade se gonflait et acquérait un volume égal à celui du côté opposé ; la peau se colorait fortement ; la circulation s'y faisait d'une manière plus active. Après avoir pris douze douches en quinze jours, le bras était revenu à son volume ordinaire, et toutes les articulations avaient recouvré leur jeu. Peyre reprit aussitôt ses fonctions dans le même dépôt.

23.ᵉ OBSERVATION.

Gêne considérable dans les mouvemens de la main ; commencement d'atrophie.

Age adulte ; inflammation phlegmoneuse de la main ; gangrène ; chute de plusieurs phalanges ; cicatrice très-étendue ; impossibilité de mouvoir la main et les doigts. Insuccès des bains liquides émolliens et de plusieurs autres moyens. Emploi des douches de vapeur émollientes, retour des mouvemens ; guérison.

Mir de Perpignan, âgé d'environ cinquante ans, doué d'un tempérament sanguin et d'une bonne constitution.

Par suite d'une piqûre au doigt indicateur de la main droite, il survint un engorgement inflammatoire à ce doigt et au médius. Cet engorgement

se termina par gangrène. A la chute des escares ,
les deux dernières phalanges de ces doigts se
séparèrent; quelques tendons fléchisseurs restèrent à découvert. Après la cicatrisation, le malade
éprouve une grande gêne dans les mouvemens de
la main dont les articulations paraissaient anki-
losées. Pour ramener les mouvemens le malade
eut recours aux bains liquides émolliens, aux
embrocations de même nature. Trois mois après
l'emploi infructueux de ces moyens, il se présenta
à mon établissement pour faire usage des vapeurs.

A l'examen de la main on apercevait alors une
grande cicatrice longitudinale sur la face antérieure et près le bord radial. Le volume ordinaire
des doigts restans était sensiblement diminué.
Les articulations, radio-carpienne, métacarpienne
et phalangienne étaient raides et comme anki-
losées. Je prescrivis l'emploi des douches émollientes : le malade en prit une chaque jour d'une
heure de durée. A la huitième il lui fut déjà pos-
sible d'exécuter quelques légers mouvemens ; à
la quarantième les mouvemens de la main et des
doigts étaient complètement rétablis , et ceux-ci
avaient repris leur volume ordinaire. Pendant
l'action de la douche la main se gonflait , la peau
devenait très-colorée , l'artère radiale était plus
développée que celle du côté opposé.

24.e OBSERVATION.

Scrophules.

Adolescence. Engorgement scrophuleux des ganglions cervi-
caux; ulcérations sur le côté droit de la même région. Emploi des bains de vapeur aromatique; guérison.

M. P*** de Millas, département des Pyrénées-
Orientales, commis marchand, âgé de 23 ans,
doué d'un tempérament lymphatique et d'une
assez bonne constitution.

Depuis plus d'un an, engorgement indolent
des ganglions lymphatiques du cou; emploi mé-
thodique de l'iode à l'intérieur et en frictions.
Diminution de l'engorgement dès les premiers
jours de l'emploi de ce remède qui plus tard
produit un effet opposé, c'est-à-dire, l'augmentation de volume de ces ganglions qui deviennent
douloureux. Le malade se plaint d'une douleur
à l'épigastre; ses digestions sont pénibles et labo-
rieuses. Suspension des préparations d'iode,
application de douze sangsues sur les parties
latérales du cou; cataplasme émollient, boissons
mucilagineuses. Formation successive de deux
abcès sur le côté droit du cou; ouverture spontanée de tous les deux; cette ouverture présente
l'aspect ulcéreux et ne se cicatrise point. Emploi
des bains d'eau de mer et usage intérieur de
cette eau; amélioration très-sensible. La saison

des bains de mer étant passée, et la santé de
M. P*** ne s'étant point améliorée d'une manière
satisfesante, il se présente à mon établissement
pour me consulter et principalement pour me
demander si les bains de vapeurs pouvaient être
employés avec succès contre sa maladie. N'ayant
point encore eu l'occasion de traiter des scrophuleux, mais sachant que plusieurs médecins,
entr'autres, MM. Biett et Rapou avaient obtenu
des succès par la méthode fumigatoire dans des
cas analogues, je l'engageai à faire usage des
bains et des douches de vapeur aromatique.
Le lendemain, 12 Octobre 1827, on lui administra un bain à l'orientale de vapeur aromatique et une douche de même nature sur les
parties latérales du cou. La durée du bain fut
de trois quarts d'heure, et celle de la douche
de demi-heure. Après le bain on frictionna les
diverses parties du corps avec le liniment de
Rosen. On continua de la même manière pendant
un mois et demi. Chaque jour au sortir du bain
le malade se sentait plus agile et plus dispos.
La transpiration cutanée qui était nulle avant
l'usage des bains, se rétablit par leur emploi et
devint régulière. Les ulcérations cervicales se
cicatrisèrent et le malade reprit l'appétit et l'em-
bonpoint. Je dois ajouter que ce traitement fut
secondé par un régime tonique et réparateur.

25.e OBSERVATION.

Gêne considérable dans les mouvemens du bras , suite d'une lésion traumatique.

Chute sur l'épaule ; impossibilité de mouvoir le bras, douleur vive dans toute l'étendue du membre , engorgement inflammatoire. Emploi des anti-phlogistiques. Deux mois après même difficulté dans les mouvemens du bras , symptômes inflammatoires moins intenses. Douches liquides ; insuccès. Guérison par les douches de vapeur.

M. Sanyas de St.-Laurent de la Salanque, âgé de soixante ans, doué d'une bonne constitution.

Après une chute sur l'épaule, il ressentit aussitôt une douleur vive dans toute l'étendue du membre, et le mouvement d'élévation du bras ne put plus être exécuté. Le moindre effort tendant à écarter le coude de la poitrine augmentait les souffrances et les rendait intolérables. Un engorgement inflammatoire se déclara ; il fut combattu par les anti-phlogistiques qui calmèrent les souffrances sans les faire cesser entièrement ; le repos absolu du membre était le seul moyen efficace. Deux mois après l'accident le malade vint me consulter. A cette époque l'épaule et le bras étaient légèrement engorgés ; il existait à la partie interne de l'articulation scapulo-humérale une douleur qui se propageait jusqu'au poignet ; le mouvement d'élévation du bras était très-borné et douloureux ; les mouvemens de l'avant bras et de la main étaient libres.

La forme naturelle du membre n'était pas altérée ; le pouls était concentré et un peu fréquent. Je prescrivis une application de sangsues , des cataplasmes émolliens sur la partie malade , le repos absolu de cette partie, une diète légère et des boissons tempérantes. Ce traitement que M. Sanyas exécuta chez lui , fut continué pendant douze jours sans aucune amélioration. Je prescrivis alors les douches liquides émollientes qui restèrent également sans effet ; enfin , j'eus recours aux douches de vapeur émolliente que je fis administrer à une température modérée. Le malade en prenait une et souvent deux par jour. A la vingt-quatrième , les mouvemens du bras étaient complètement rétablis.

26.ᵉ OBSERVATION.

Tumeur blanche de l'articulation du genou , par cause rhumatismale.

Age viril ; suppression de la transpiration ; douleurs dans l'articulation tibio-fémorale gauche ; embrocations émollientes , applications de linges chauds , point d'amélioration. Accroissement des douleurs , gonflement considérable de l'articulation; sangsues , cataplasmes émolliens , frictions aromatiques , vésicatoires , point de soulagement. Dix bains de vapeur de succin et de camphre et douches de vapeur aromatique; guérison.

Jacques Coste , briquetier , âgé de 3o ans , domicilié à Perpignan , doué d'un tempérament bilieux.

Le 2 Juin 1828 , Coste était occupé à l'entretien du feu dans le four à briques de son maître; le soir , se trouvant très-fatigué et tout en sueur ,

il eut l'imprudence de s'endormir dans un appartement exposé au vent de mer qui ce jour là
était très-fort ; les fenêtres de cet appartement
n'étaient point fermées. Après quelques heures
de sommeil il fut reveillé par le froid qu'il ressentait et par une douleur vive au genou gauche.
Il eut de la peine à se lever et à faire quelques
pas. Pour se soustraire à la douleur il entoura
aussitôt le genou de linges chauds : il obtint par
ce moyen un peu de soulagement, mais il lui
fut impossible de continuer son travail. Bientôt la
douleur augmenta de nouveau et le genou devint
le siége d'un gonflement considérable. Les sangsues, les cataplasmes émolliens, les vésicatoires,
les frictions aromatiques furent successivement employées sans que le malade put obtenir le moindre
soulagement. Après quatre mois de souffrances,
il se fit transporter à notre établissement de bains
de vapeurs. Il était alors dans l'état suivant :
engorgement considérable du genou gauche,
douleurs ordinairement obtuses et quelquefois
très-vives, augmentant par la pression, anoréxie,
amaigrissement, fièvre continuelle, sommeil rare
et pénible par rapport à la difficulté de placer
le genou dans une bonne position, sécheresse
à la peau.

Le jour même de son entrée, 29 Septembre

1828, il fait usage d'un bain de vapeur sèche de succin et de camphre, à une température de 36 degrés, (*Réaumur*), de 40 minutes de durée. Pendant le bain il s'établit une légère transpiration. Le malade sort de la baignoire sans être fatigué et se couche aussitôt dans un lit chaud où la transpiration devient plus sensible.

Le 30 Septembre, répétition du même bain, mais à une température de 40 degrés, (*Réaumur*). La transpiration est plus marquée et se continue plus long-tems que la veille ; soif, tisane d'orge, légèrement acidulée, diète légère.

Le 1.er Octobre, troisième bain élevé jusqu'à 42 degrés ; sueur très-prononcée qui se continue dans le lit pendant une heure. Le 2 Octobre, au matin, répétition du bain ; mêmes effets. Le soir douche de vapeur aromatique à 30 degrés, (*Réaumur*), de demi-heure de durée, dirigée sur le genou malade.

Le 3, amélioration très-marquée : le malade garde la position assise ; il fait même quelques pas en se soutenant avec une béquille à main ; plus de fièvre. Le même traitement est continué jusqu'au 8 Octobre ; l'amélioration augmente chaque jour ; l'engorgement du genou est moindre.

Le 9, le malade fait usage d'une douche seulement ; on en prolonge la durée pendant trois

quarts d'heure ; on élève la température de
la vapeur jusqu'à 35 degrés afin de hâter la
résolution de la tumeur. L'usage des douches est
continué jusqu'au 15 Octobre; à cette époque le
genou est à peu près revenu à son volume naturel, et le malade peut marcher sans le secours
d'un appui. Il quitte l'établissement et nous
lui recommandons de tenir son genou constamment couvert de flanelle. Pendant l'hiver suivant,
Coste a joui d'une bonne santé. Au printems
de 1829, il a ressenti des douleurs aux poignets
qui ont cédé à l'usage de quelques douches aromatiques. Il est depuis lors bien portant et il
continue l'exercice de son état.

27.ᵉ OBSERVATION.

Rhumatisme.

Age viril. Rhumatisme aigu ; emploi des anti-phlogistiques, des
vésicatoires , point d'amélioration. L'émétique à haute dose
produit un léger soulagement. Guérison par les bains de
vapeurs de succin et de camphre.

Rose Fortin, de Perpignan, fille de service,
âgée de 30 ans, douée d'un tempérament sanguin et bien constituée.

Au commencement du mois de Novembre
1829, elle éprouva pour la première fois des
douleurs dans diverses parties du corps, accompagnées de fièvre et d'un gonflement remarquable dans ces mêmes parties. Ces douleurs s'ac-

E

crurent rapidement et l'obligèrent à garder le repos absolu. Pour les combattre on eut recours à la diète, aux boissons tempérantes, aux évacuations sanguines ; des sangsues furent appliquées autour des poignets, sur le moignon de l'épaule gauche, et sur diverses autres parties où les douleurs étaient plus marquées. Ces moyens n'ayant produit aucun soulagement, on employa les vésicatoires volans, qui restèrent également sans effet ; enfin, on eut recours à l'émétique à haute dose. Ce dernier remède avait produit une légère amélioration, lorsque la malade fut obligée d'en cesser l'usage par rapport au malaise qu'il lui occasionnait. Les douleurs continuant à se faire ressentir, Fortin prit le parti de se faire transporter à mon établissement pour faire usage des bains de vapeurs.

Le jour même de son entrée, 12 Décembre 1829, je lui fis administrer un bain de vapeur de succin et de camphre, de demi-heure de durée, élevé à une température de 40 degrés, (*Réaumur*). Ce bain provoqua une transpiration abondante qui se continua pendant deux heures ; il produisit un soulagement très-marqué.

Le 13, 2.e bain composé comme la veille, à la température de 42 degrés, (*R.*), prolongé pendant 45 minutes. La sueur se continua long-tems après le bain et la malade passa une bonne nuit. Les bains suivans produisirent les mêmes effets ; au septième, Rose Fortin était complètement guérie.

28.e OBSERVATION.

Teigne faveuse.

Age adulte. Depuis dix ans teigne faveuse sur toute l'étendue
  du cuir chevelu. Emploi infructueux de plusieurs moyens,
  entr'autres des fumigations de gaz acide sulfureux par les
  appareils de Darcet. Traitement par les bains et douches de
  vapeurs hydro-sulfurées à l'aide des appareils de M. Rapou ;
  guérison.

M. A.*** instituteur, domicilié dans un village près de Perpignan, âgé de 35 ans environ, doué d'un tempérament bilieux et d'une forte constitution.

Dix années se sont écoulées depuis que M. A.*** vit apparaître pour la première fois sur plusieurs points du cuir chevelu, des pustules qui se recouvrirent de croûtes épaisses. Ces croûtes se détachaient facilement par l'usage des onctions huileuses ou graisseuses ; mais elles se reproduisaient peu de tems après. Plusieurs remèdes furent mis en usage sans succès, entr'autres les fumigations de gaz acide sulfureux administrées avec les appareils de Darcet. Fatigué de ses souffrances, le malade se présenta à l'établissement pour faire usage des bains de vapeurs. Il était alors dans l'état suivant : les parties, supérieure, antérieure

E 2

et latérales de la tête, étaient recouvertes de croûtes épaisses, jaunâtres, très-adhérentes et déprimées; les cheveux étaient en grande partie tombés; du reste, le malade jouissait d'une assez bonne santé.

Le même jour de son entrée, je prescrivis l'usage des douches de vapeur émolliente; elles ramollirent les croûtes et provoquèrent leur chute. Le cuir chevelu resta à découvert; il était rouge et enflammé; on y remarquait plusieurs ulcérations arrondies, de une à cinq lignes de diamètre, desquelles s'écoulait une matière purulente fétide. Je remplaçai alors les douches émollientes par les douches hydro-sulfurées et je prescrivis des bains de même nature; tout le corps, excepté la face, était plongé dans l'appareil. Ce traitement fut ainsi continué pendant 21 jours. Au bout de ce tems toutes les ulcérations étaient cicatrisées et le cuir chevelu avait repris sa couleur et sa souplesse naturelles. Les bulbes des cheveux étaient détruits partout où avaient existé des ulcérations.

M. A*** n'a éprouvé aucun inconvénient de ce traitement, malgré qu'il ait voulu prendre des bains d'une heure et demie de durée, contre notre avis, car nous recommandons de ne pas les prolonger au delà d'une heure.

29.ᵉ OBSERVATION.

Maladie vénérienne invétérée.

Âge adulte. Ulcérations siphilitiques légères sur le prépuce, cau-
térisation avec le nitrate d'argent, disparition des ulcérations.
Trois mois et demi après nouvelles ulcérations au pharynx,
excroissances sur le prépuce. Emploi des anti-phlogistiques
et de la liqueur Van-Swiéten, des frictions mercurielles ; disparition de ces symptômes après trois mois de traitement.
Quelque tems après éruptions de pustules croûteuses sur diverses
parties du corps ; usage des mercuriaux sous plusieurs formes
et du rob de Laffecteur ; amélioration à peine sensible. Douze
bains de vapeur mercurielle ; guérison.

M. M*** de Perpignan, âgé de 29 ans, doué
d'un tempérament bilieux et d'une faible constitution.

A l'âge de 20 ans, il fut atteint d'une gastro-
antérite aiguë, à laquelle on n'opposa que les
boissons tempérantes, les fomentations de mauves, les lavemens adoucissans et la diète. Après
deux mois de souffrances, le malade recouvra
la santé. Peu de tems après il se développa des
accès de fièvre-tierce, qui furent combattus par
la saignée générale et les apozèmes de quinquina.
Le malade eut une convalescence longue et pénible ; les digestions ont depuis lors été labo-
rieuses ; il a éprouvé plusieurs fois des douleurs
abdominales qui ont nécessité l'emploi des saignées locales et des bains tièdes. Au mois de
Novembre 1827 il lui survint deux ulcérations
légères mais très-douloureuses à la face interne
du prépuce ; ces ulcérations disparurent après

E 3

avoir été cautérisées par le nitrate d'argent. Le
malade continua à jouir pendant tout l'hiver de
sa santé accoutumée. Au commencement du mois
de Mars 1828, il éprouva des douleurs à la gorge
qui résistèrent à l'emploi réitéré des sangsues,
des gargarismes adoucissans, secondés par un
régime convenable. On aperçut une ulcération
à la paroi postérieure du pharynx; en même
tems il se développa des excroissances sur le
prépuce dans les mêmes points où l'on avait
remarqué les ulcérations primitives. Dès lors,
on n'eut plus de doute sur le caractère siphilitique de la maladie et l'on soumit le malade à
la liqueur de Van-Swiéten. A peine avait-il pris
trois grains de sublimé sous cette forme, qu'on
fut obligé de le suspendre à cause des nausées
que chaque dose de ce remède occasionnait quoiqu'elle ne fût que d'un huitième de grain. On
eut recours alors aux frictions mercurielles que
le malade continua pendant près de trois mois
à la dose de deux tiers de gros tous les deux
jours. On lui prescrivit en même tems les gargarismes adoucissans et la tisane de salsepa-
reille. Pendant l'emploi des frictions, tous les
symptômes disparurent et le malade se crut parfaitement guéri.

Vers la fin de l'été il se développa des pustules croûteuses sur le front, sur la nuque et sur les membres. Ces derniers symptômes résistèrent à l'emploi des mercuriaux employés sous plusieurs formes, et au rob de Laffecteur. Au mois d'Octobre suivant, M. M*** vint me consulter; je lui proposai l'emploi des fumigations mercurielles; il accepta ma proposition et dès le lendemain il commença ce nouveau traitement. Il prit un bain de vapeur de cinabre dans lequel on employa deux gros de cette substance vaporisée en trois fois; la température du bain fut élevée jusqu'à 35 degrés. Au bout de 40 minutes le malade fut retiré de la baignoire et placé dans un lit chaud, où la légère transpiration que le bain avait excitée se continua pendant plus d'une heure. Le même traitement fut continué les jours suivans avec cette seule différence que la durée du bain fut prolongée. Au cinquième bain la transpiration fut très-abondante et toutes les croûtes des pustules étaient tombées; au douzième, le malade était complètement guéri. Ce traitement a eu lieu sans aucun accident.

30.ᵉ OBSERVATION.

Ulcère de mauvaise nature à la lèvre inférieure.

A 43 ans apparition de symptômes siphilitiques, traitement mercuriel ; guérison. Six ans après formation d'un ulcère à la lèvre. Emploi des anti-phlogistiques ; soulagement très-marqué. La liqueur de Van-Swiéten exaspère la maladie. Retour aux anti-phlogistiques ; amélioration. Vingt douches de vapeur émolliente procurent une guérison complète.

H.*** garde de génie à Perpignan, âgé de 5o ans, doué d'un tempérament nerveux et d'une constitution délicate.

Six ans après avoir éprouvé une maladie vé-nérienne caractérisée par un écoulement urétral et des ulcérations sur le prépuce et le gland dont il fut complètement débarrassé par un trai-tement mercuriel continué pendant deux mois, H.*** vit apparaître une ulcération légère et su-perficielle sur le bord libre de la lèvre inférieure, accompagnée d'un engorgement inflammatoire très-prononcé. D'après le conseil de son méde-cin, le malade met en usage la méthode anti-phlogistique, il adopte le régime lacté, et fait à des distances rapprochées plusieurs applica-tions de sangsues. Après un mois de traitement l'ulcération est à peu près la même; mais l'en-gorgement de la lèvre est presque complètement dissipé. Au lieu de continuer ce traitement, H*** consulte d'autres personnes qui lui assurent que sa maladie est de nature siphilitique et qu'il

doit suivre un traitement mercuriel complet. Il est
en conséquence soumis à l'usage de la liqueur de
Van-Swiéten, et des tisanes sudorifiques. Ce traitement qu'il continue pendant quarante deux jours
aggrave son état; l'ulcération fait des progrès et
s'accompagne de douleurs lancinantes; l'engorgement est plus considérable; le malade a sensiblement maigri; il se plaint d'une douleur à
l'épigastre.

Dans cet état il se présente chez moi pour
me demander mon avis. Je lui conseille de reprendre le traitement anti-phlogistique, de faire
de nouvelles applications de sangsues sur la
partie malade et de recouvrir l'ulcération de
cataplasmes émolliens. Après douze jours de ce
traitement le malade éprouve une amélioration
très-marquée. Je lui conseille alors l'emploi des
douches émollientes sur le siége du mal. Elles
lui sont administrées chaque jour pendant une
heure, à la température de 3o degrés, (*Réaum.*).
Dès la dixième, l'engorgement avait disparu;
l'ulcération était diminuée de moitié, et la lèvre
avait repris sa souplesse naturelle. A la vingtième
la cicatrisation était complète.

31.ᵉ OBSERVATION.

Dartre Squammeuse humide.

Dartre squammeuse humide, située sur les parties latérales de la face. Emploi réitéré des eaux thermales sulfureuses, insuccès. Traitement par les bains et les douches de vapeur hydro-sulfurée ; guérison.

M.ᵉ L.*** de Perpignan, bouchère, âgée de 40 ans, douée d'un tempérament bilieux et d'une forte constitution.

Depuis dix ans cette dame est atteinte d'une dartre squammeuse humide, située sur les parties latérales de la face, accompagnée d'un prurit presque continuel. A des intervalles assez rapprochés le prurit augmente, les squammes se détachent et il s'écoule de toute la surface de la dartre une sérosité abondante. Cette sérosité s'épaissit de nouveau au bout de quelques jours, et les squammes reparaissent jusqu'à ce qu'une nouvelle période d'irritation ramène leur chute. La malade met en usage plusieurs méthodes de traitement sans succès. Plus tard on lui prescrit les eaux de Molitg en bains et en boisson. Ces eaux produisent dans l'espace de vingt jours une amélioration très-marquée ; les squammes se détachent et ne reparaissent plus ; la surface de la dartre ne laisse plus écouler cette sérosité âcre qui suivait leur chute ; mais elle conserve une couleur rouge très-vive. Cette amélioration n'a pas été de longue durée, car deux mois après son retour des bains, le prurit s'est déclaré de nouveau avec écoulement de sérosité et formation de squammes. Pendant huit ans de suite les mêmes eaux produisent les mêmes effets. Fatiguée de ses souffrances, la malade se présente à mon établissement pour faire usage de la méthode fumigatoire.

Après l'emploi de deux douches et d'un bain émolliens, on dirige chaque jour, pendant 35 minutes, une douche de vapeur hydro-sulfurée sur la partie malade, et on administre des bains de vapeur de même nature : tout le corps excepté la face est plongé dans l'appareil. Le sixième jour du traitement les squammes sont entièrement tombées. Le quinzième jour la cicatrisation est déjà commencée et la guérison est complète au bout de trente cinq jours. Pour éviter toute rechute nous conseillâmes à M.ᵉ L.*** de continuer le même traitement pendant quelques jours encore; elle a suivi notre conseil et sa constance a été suivie d'une guérison complète qui ne s'est pas démentie depuis.

SECONDE PARTIE.

CONSIDÉRATIONS GÉNÉRALES SUR LES FAITS CONTENUS DANS LA PREMIÈRE PARTIE.

> *Nec enim solâ experientiâ, sed etiam ratione nititur, duobus veluti cruribus medicina.*
>
> Bartholin Kruger. Meth. Analyt. p. 3.

Il n'est plus question aujourd'hui de prouver l'utilité des bains de vapeurs parce qu'elle n'est plus contestée ; il s'agit seulement de préciser les cas où leur application est avantageuse. Les faits que je viens de rapporter pouvant servir à cette détermination , je vais les examiner dans leur ensemble, et signaler les conséquences pratiques qui peuvent en être déduites.

Parmi les maladies contre lesquelles les bains de vapeurs sont employés avec le plus d'avantage, les affections rhumatismales sous quelle forme qu'elles se présentent doivent occuper le premier rang. Les malades qui se sont présentés à mon établissement avec de pareilles affections ont obtenu une guérison assurée, quelle que fût d'ailleurs la gravité de la maladie et son ancienneté. Le malade qui fait le sujet de la première

observation, était perclus de tous ses membres
depuis plus de six mois. La malade de l'observation n.º 4, était entièrement privée depuis quelques mois de l'usage de trois de ses membres.
La 2.ᵉ obs. est relative à un malade chez lequel
le rhumatisme, après avoir envahi tout le corps,
s'était fixé sur l'articulation de la hanche et avait
déterminé la luxation spontanée du fémur. Un
autre maladie rhumatismale de la hanche, céda
dans l'espace de quelques jours (obs. 12.ᵉ); il
est vrai qu'elle était beaucoup moins fâcheuse.
Un lumbago ancien, (obs. 9.ᵉ), qui avait déterminé la courbure du tronc en avant avec impossibilité de le ramener à sa rectitude naturelle,
céda par l'usage de quelques bains et de quelques
douches de vapeur aromatique. L'obs. 10.ᵉ, présente un cas à peu près semblable. Enfin, un
lumbago existant depuis trois mois fut guéri par
six douches de vapeur aromatique. (obs. 8.ᵉ).

Ce qui prouve le plus la supériorité de cette
méthode, c'est la promptitude avec laquelle la
guérison a été obtenue même dans les cas les
plus difficiles. Le malade qui était le plus grave-
ment affecté, qui était porteur d'une lésion orga-
nique des plus dangereuses, (obs. 2.ᵉ), a recouvré
entièrement sa santé dans moins de deux mois ;
les autres malades ont été guéris dans l'espace

de 8 , 10 ou 15 jours au plus. Il n'y a eu de rechute que dans un seul cas, (obs. 10.ᵉ) ; elle fut très-peu marquée, et il a suffi de quelques douches pour dissiper les douleurs sans retour. Dans un cas de rhumatisme fixé dans les articulations des pieds , avec douleurs vagues dans tout le corps, (obs. 11.ᵉ), le malade, après avoir fait usage de douze bains et de quelques douches, ne fut pas guéri, mais il éprouva un grand soulagement. Je crois que s'il eût prolongé son traitement pendant un tems proportionné à l'ancienneté de sa maladie, il aurait entièrement recouvré la santé.

Les observations dont je viens de donner l'analyse, confirment les résultats obtenus jusqu'à ce jour par les médecins qui ont été à portée d'employer cette méthode. D'ailleurs, l'expérience se trouve ici d'accord avec le raisonnement; elle a constaté que les moyens les plus propres à combattre le rhumatisme sont ceux qui déterminent un mouvement excentrique, qui excitent la peau et provoquent la sueur ou les éruptions cutanées. Les bains et les douches de vapeurs, étant de tous les moyens ceux à l'aide desquels on obtient le plus commodément et le plus sûrement ces effets, sont conséquemment aussi ceux qu'on doit opposer avec le plus de succès au rhumatisme.

« Le bain de vapeur, dit Marcard (1), est de la plus grande utilité dans les rhumatismes et la goutte. On peut voir dans le voyage connu du savant Suédois Sparzmann, avec quel succès il l'a employé contre la goutte. J'ai vu nombre de cas où elle s'était jetée avec tant de violence sur les genoux et sur les articulations des bras, qu'il en serait certainement résulté ankilose, si cet accident n'eût été prévenu par l'usage des bains de vapeur. »

« Les médecins qui respectent leur noble ministère, dit le Docteur Ferrus (2), avouent généralement aujourd'hui que le rhumatisme est presque toujours rebelle aux moyens de l'art le plus méthodiquement employés. Cependant les bains de vapeur aqueuse sont recommandés à juste titre comme l'un des moyens les plus sûrs de calmer et même de faire disparaître les douleurs rhumatismales habituelles : pour l'ordinaire on les rend stimulans, ou même irritans du système dermoïde, en chargeant l'eau de quelques principes aromatiques. Les médicamens qui agissent de cette manière sur la peau sont en effet ceux qui ont le plus de succès dans le rhumatisme chronique. Ainsi on conseille quelquefois les

---

(1) De la nature et de l'usage des bains, p. 221.
(2) Dictionnaire de Médecine, art. rhumatisme.

frictions sèches avec la brosse ou un morceau de laine ; les frictions aromatiques, *etc*.., Plusieurs médecins ont même souvent recours , dans les cas où cette maladie est le plus rebelle , aux rubéfians du tissu cutané , tels que l'ammoniaque, les cataplasmes de moutarde, *etc.* ; mais ces irritans de la peau ne peuvent être appliqués que sur une petite surface, et l'expérience a appris que pour le rhumatisme , il vaut mieux que l'irritation de la peau, obtenue par les moyens de l'art , soit moins vive et plus générale.

» Les vapeurs ont dans ce cas sur les eaux thermales un très-grand avantage, ce dont personne ne pourra disconvenir en comparant l'action immédiate des unes et des autres , leurs divers modes d'administration et surtout leurs effets subséquens. D'ailleurs le langage de l'expérience est entendu de tout le monde, et dans tous les lieux où l'on possède à la fois ces deux genres de moyens, on ne balance pas sur le choix. Les bains de vapeur ont cependant une similitude avec les eaux : leur effet subséquent ou médical n'a quelquefois entièrement lieu que quelque tems après qu'on en a cessé l'usage (1). »

Relativement à la qualité du bain et à la nature de la fumigation , voici ce que l'expérience m'a

(1) Rapou , traité de la méthode fumigatoire , t. 1. p. 316.

appris : dans le rhumatisme général les bains de vapeur sèche par encaissement ont été constamment utiles ; tandis que les bains de vapeur humide ont échoué quelquefois. Ceux-ci ont été remplacés avec avantage par les premiers chez le nommé Gasc, (obs. 2.ᵉ). Lorsqu'au contraire le rhumatisme est fixé à une seule partie du corps, comme dans le cas de lumbago, ou lorsqu'après avoir fait disparaître les douleurs générales il reste encore dans une partie des douleurs qui ont résisté à l'action du bain, les vapeurs humides employées sous forme de douches produisent les effets les plus avantageux. (Obs. 2.ᵉ, 5.ᵉ, 7.ᵉ, 8.ᵉ, 9.ᵉ, 10.ᵉ, 26.ᵉ).

Lorsque les vapeurs, soit sèches, soit humides, sont chargées de principes aromatiques, surtout de la vapeur du succin et du campbre, leurs effets sont beaucoup plus prompts ; c'est ainsi du moins que par expérience j'ai été amené à les employer. Je me suis servi du camphre seul avec avantage ; je l'ai employé d'après le Docteur Dupasquier qui a constamment réussi en s'en tenant à cette méthode (1). M. Delormel a aussi obtenu par le même moyen la guérison de plusieurs malades atteints de goutte et de rhumatisme chroniques (2).

---

(1) Journal général, avril 1829.
(2) Revue Médicale, mai 1826.

F

Une demi-once de camphre suffit ordinairement pour chaque fumigation ; mais on peut porter la dose plus loin sans aucun inconvénient. Un malade en employa par méprise quatre onces en une seule fois et n'éprouva aucune espèce d'accident.

La méthode fumigatoire est depuis long-tems employée avec succès contre les dartres. J'en ai retiré pour ma part de grands avantages ; et je puis dire que toutes les fois que les malades atteints de ces maladies ont voulu continuer le traitement pendant un tems raisonnable , ils ont été guéris, ou de moins fortement soulagés. Les dartres exigent , en général , un traitement plus long que les affections rhumatismales qui cèdent quelquefois avec une étonnante rapidité.

Les malades qui sont venus à l'établissement pour employer la méthode fumigatoire contre les dartres, étaient depuis long-tems affectés de ces maladies , et avaient déjà pour la plupart épuisé les autres ressources thérapeutiques. Cependant, les bains de vapeur ont produit dans tous ces cas une prompte amélioration. Les diver·ses secrétions dont les surfaces des dartres étaient recouvertes telles que les croûtes, les squammes, *etc.*, ont disparu dès les premiers bains et ne se sont plus reproduites. L'irritation dont les parties malades étaient le siége s'est promptement calmée, et la guérison s'est opérée dans un espace de tems variable, mais toujours très-court relativement à la nature de la maladie et à son ancienneté. L'effet des vapeurs sulfureuses sur les dartres est instantané ; elles calment et dissipent l'inflammation de la peau à tel point qu'à la fin de chaque bain et de chaque douche la partie de cette membrane qui est le siége de la maladie n'est plus irritée et a repris sa couleur naturelle.

J'employe contre les dartres les vapeurs humides de gaz-hydrogène sulfuré ; elles calment promptement le prurit, et leur action est aussi salutaire que celle du gaz acide-sulfureux qui produit quelquefois une irritation trop vive. La perfection de nos appareils nous permet de garantir complètement les organes respiratoires, de l'action de ces sortes de gaz.

J'ai eu l'occasion d'employer les vapeurs sulfureuses dans un cas d'éphélides hépatiques ; elles ont produit l'effet le plus avantageux. (Obs. 16.ᵉ). M. Rapou les a aussi employées avec succès dans un cas semblable (1).

J'ai guéri par les bains et les douches sulfu-

(1) Essai sur l'atmidiatrique, vi.ᵉ observation, pag. 199.

reuses une teigne faveuse fort ancienne qui avait résisté à l'emploi de plusieurs moyens rationnels. (Obs. 28.ᵉ). Plusieurs autres médecins les ont aussi employés avec succès dans des cas semblables. Je n'ai point été aussi heureux dans un cas de teigne muqueuse chez le nommé M***, âgé de dix ans, malgré que j'aie continué le traitement pendant le tems nécessaire pour obtenir une amélioration. J'ai été forcé pour le guérir d'avoir recours à des moyens plus actifs.

Les bains de vapeur ont été employés avec succès contre les scrophules ; j'en ai cité pour ma part un exemple fort remarquable ; (obs. 24.ᵉ). On trouve un grand nombre de guérisons analogues dans les ouvrages d'atmidiatrique. M. Guersent, médecin de l'hôpital des enfans à Paris, préconise contre la maladie scrophuleuse les bains et les douches de vapeur et l'étuve sèche ; il dit que dans beaucoup de cas on peut en retirer de grands avantages (1).

Les bains et les douches de vapeur sont utiles dans les maladies des articulations. Ils m'ont réussi dans plusieurs cas de tumeur blanche, dont une était le résultat d'une lésion traumatique, (obs. 2.ᵉ, 3.ᵉ, 26.ᵉ,) : je les ai employés d'après le

(1) Dictionnaire de Médecine , art. scrophules.

conseil de plusieurs médecins recommandables ;
entr'autres , de M. Guersent , qui dit qu'on obtient
les plus grands avantages des fumigations émollientes dans beaucoup de phlegmasies cutanées ,
articulaires, aiguës ou chroniques (1). M. Jules
Cloquet, en parlant de l'hydarthrose, rapporte
que les bains et les douches de vapeur , en excitant une transpiration abondante autour de l'articulation malade , lui ont réussi pour dissiper
l'engorgement qui subsiste quelquefois , après
l'absorption de la synovie , dans les parties
molles voisines de l'articulation (2).

J'ai traité avec succès par les douches de
vapeur un ulcère fixé à la lèvre inférieure qui
avait résisté à plusieurs traitemens, (obs. 30.e). La
méthode anti-phlogistique avait procuré un grand
soulagement ; mais l'ulcération restait toujours
la même. Je fis administrer les douches de vapeur émolliente à une température très-modé-
rée, et le malade fut bientôt guéri. Les douches
de vapeur peuvent aussi être employées avec
succès dans des cas analogues à titre d'excitant ,
c'est-à-dire, à une température assez élevée pour

---

(1) Dictionnaire de Médecine , t. 9 , p. 512.

(2) Dictionnaire de Médecine , t. 11 ; p 271.

G

changer le mode de vitalité dans la partie malade
(Voyez Rapou, essai sur l'atmidiatrique, (obs.
3.ᵉ, 4.ᵉ et 5.ᵉ).

Lorsque par suite d'une lésion traumatique,
et surtout de quelque fracture, le membre malade
demeure gêné dans ses mouvemens ou qu'il en
est privé, la méthode fumigatoire offre des ressources supérieures à toutes celles qui sont con-
nues. Il suffit pour apprécier l'utilité de ce moyen
dans cette circonstance, de se rappeler la manière
dont agissent les bains et les douches de vapeur.
Sous l'influence du bain et surtout de la douche,
employés à une température modérée, l'irrita-
bilité de la peau est légèrement augmentée ; le
tissu de cet organe s'épanouit, se dilate sensiblement ; ses pores s'ouvrent, la circulation devient plus active et l'action vitale est ranimée.
Dans les cas de fracture, le membre malade,
renfermé dans un appareil qui le comprime avec
plus ou moins de force, privé de toute espèce
de mouvement, tombe dans une sorte d'atrophie ;
les muscles s'amincissent, deviennent flasques ;
et, après le tems nécessaire à la consolidation
de l'os, ils se trouvent dans un état de faiblesse
proportionnée à la durée du traitement, à la
compression qu'on a exercée, et à la débilité dans
laquelle on a été obligé de maintenir le malade.
Quoique la fracture soit guérie, le membre est,

à cette époque, hors d'état de pouvoir remplir ses fonctions. Les douches de vapeur offrent alors un secours efficace pour favoriser le retour des forces, faciliter le mouvement des muscles et leur nutrition. Elles sont préférables aux douches liquides, qui, par la percussion qu'elles exercent meurtrissent les parties et bien souvent les irritent au point de déterminer une nouvelle inflammation. Dans les circonstances que je viens de signaler j'ai employé les douches de vapeur et j'ai obtenu un plein succès. (obs. 22.ᵉ, 23.ᵉ, 25.ᵉ).

J'ai employé avec avantage les bains et les douches de vapeur émolliente, à une douce température contre une gastralgie dont M.ᵉ P***, domiciliée à Elne, était atteinte depuis long-tems. J'ai également réussi à détruire des accès de fièvre intermittente qui avaient résisté à l'emploi du quinquina et de plusieurs autres moyens, chez un boulanger employé à la munition à Perpignan. Au premier symptôme du début de la période du froid, ce malade se plaçait dans un bain de vapeur sèche élevé à une température de 45 degrés, (*Réaumur*), et l'accès n'avait point lieu. Au cinquième bain il en cessa l'usage et depuis lors il est parfaitement guéri. C'est le seul cas de ce genre où j'ai employé les bains de vapeur: on trouve dans le premier numéro des annales

de la méthode fumigatoire plusieurs succès analogues. Dans les douleurs catarrhales récentes,
j'ai souvent employé les bains et surtout les
douches de vapeur aromatique avec beaucoup
de succès. Je puis citer un grand nombre d'exem-
ples de ces sortes de guérisons.

J'ai eu recours aux étuves humides dans plusieurs cas d'inflammation chronique des bronches;
les malades en ont été constamment soulagés.
Plusieurs médecins les ont déjà recommandés
dans ces sortes de circonstances ; entr'autres,
M. Guersent , qui à ce sujet s'exprime ainsi :
« l'eau pure en vapeur, à la chaleur de 26 ou 28
» degrés, et toutes les substances émollientes,
» animales ou végétales, vaporisées en partie par
» l'intermède de l'eau , agissent en produisant
» des effets relâchans très-manifestes et beaucoup
» plus marqués que lorsque ces substances sont
» sous forme liquide , parce que la propriété
» relâchante de l'étuve humide se trouve réunie
» dans ce cas à celle des substances émollientes
» elles-mêmes. Les émolliens pénètrent d'ail-
» leurs beaucoup plus profondément sous cet
» état gazeux, par les ouvertures naturelles, et
» arrivent directement dans les organes mêmes
» de la respiration. Aussi c'est particulièrement
» sous la forme de vapeur qu'on peut adminis-

» trer les émolliens de la manière la plus avan-
» tageuse dans beaucoup de phlegmasies du
« larynx , de la trachée et des bronches. On se
» sert principalement, dans tous ces cas, de dé-
» coction de mauve , de guimauve, de graine de
» lin, du lait en vapeur , *etc.* (1) »

C'est vainement que j'ai employé ces mêmes
bains ainsi que les douches émollientes, contre
les inflammations chroniques des organes de
l'abdomen. Je ne les ai pas encore mis en usage
dans les maladies chroniques de l'encéphale et
de ses dépendances , où je présume que leur
succès serait douteux. Les douches de vapeur
aromatique ont produit une grande amélioration
dans deux cas de surdité accidentelle qui étaient
survenus à la suite d'affections catarrhales graves.
Je n'ai point encore trouvé l'occasion d'employer
les bains de vapeur contre l'hydropisie ; à l'aide
de ce nouveau mode de traitement , M. Itard ,
a obtenu contre cette maladie des succès ines-
pérés.

J'ai opposé aux maladies vénériennes invétérées les fumigations mercurielles; elles ont réussi
principalement dans les cas où les symptômes

---

(1) Dictionnaire de médecine , tome 9 , p. 511.

avaient leur siége sur l'organe cutané : j'en ai
cité un exemple fort remarquable. (Obs. 29.ᵉ).

Pour obtenir de l'emploi des bains de vapeur
les résultats heureux qu'on doit en attendre, il
est nécessaire , 1.° de ne les administrer que
dans les maladies où il est reconnu qu'ils doivent
être utiles ; 2.° d'opposer à chaque affection l'espèce de vapeur qui lui convient ; 3.° de pro-
portionner le nombre des bains à l'ancienneté
et à l'intensité de la maladie ; 4.° de régler la
température et la durée de chaque bain : sans
la réunion de ces circonstances , leurs effets
seraient nuls , ou du moins, la guérison resterait
incomplète.

Les bains et les douches de vapeur sont recon-
nus utiles contre les affections rhumatismales,
les maladies chroniques de la peau , les névralgies , la gêne du mouvement occasionnée par
des lésions traumatiques , les inflammations chroniques des organes respiratoires. Ils ont été
employés avec avantage dans quelque cas de
scrophules, de fièvres intermittentes rebelles au
quinquina ; d'ulcères de mauvaise nature , de
maladies vénériennes invétérées.

Il convient d'opposer à chaque maladie l'espèce de vapeur qui lui est applicable ; l'expérience nous a appris que les vapeurs sèches

aromatiques , surtout celles de camphre et de
succin agissent avec plus d'efficacité contre les
rhumatismes ; que les douches de vapeurs aromatiques sont très-propres à combattre les symptômes locaux qui tiennent à la même cause ; que
les vapeurs hydro-sulfurées sont plus efficaces
contre les dartres et les autres maladies cutanées;
que les vapeurs émollientes et calmantes sont
préférables pour le traitement des névralgies.

Il est indispensable lorsqu'on a entrepris un
traitement de maladie chronique par les bains
de vapeur et qu'aucun accident ne vient en
troubler la marche , de le continuer sans inter-
ruption jusqu'à ce que les symptômes de la maladie aient disparu. La durée ordinaire du traitement des affections rhumatismales varie depuis
six jusqu'à dix-huit bains, rarement avons-nous
été obligé de dépasser ce nombre. Dans les
affections dartreuses , elle a varié depuis douze
jusqu'à vingt-quatre bains ; dans les névralgies ,
et dans les maladies vénériennes nous n'avons
pas encore été obligé de dépasser le douzième
bain.

La durée ordinaire des bains de vapeur, varie
depuis demi-heure jusqu'à une heure. Chez les
enfans nous ne les avons jamais prolongés au
de là de vingt à vingt-cinq minutes. Nous avons

vu, des malades supporter pendant une heure et demie sans le moindre inconvénient des bains de vapeur sèche dont la température était élevée à 42 degrés. (Obs. 28.e).

Pendant l'usage des bains de vapeur, les malades doivent, autant que l'état des premières voies peut le leur permettre, adopter une alimentation réparatrice et tonique, et éviter avec soin tout ce qui pourrait s'opposer au mouvement excentrique que ces bains déterminent ; ainsi ils suivront un régime gras et ils se tiendront bien vêtus à l'abri du froid et de l'humidité.

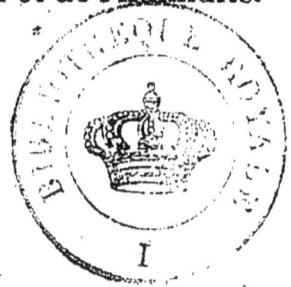

FIN.

www.ingramcontent.com/pod-product-compliance
Lightning Source LLC
Chambersburg PA
CBHW050558210326
41521CB00008B/1029